中医适宜技术操作入门丛书

图解

水针疗法

⦿ 总 主 编　张伯礼
⦿ 副总主编　郭　义　王金贵
⦿ 主　编　刘阳阳

U0206226

中国健康传媒集团
中国医药科技出版社

内 容 提 要

本着"看得懂、学得会、用得上"的编写原则，本书重点突出水针的临床操作技术及相关知识。全书图文并茂，方便实用。全书分为基础篇、技法篇和临床篇三部分内容。基础篇主要介绍水针疗法的历史源流、理论基础、作用特点、常用穴位及药物；技法篇介绍水针疗法的操作方法、注意事项、禁忌及意外情况处理；临床篇选取了 32 种水针疗法常用适应证介绍其临床应用。适于广大针灸临床工作者、基层医师及中医爱好者参考使用。

图书在版编目（CIP）数据

图解水针疗法 / 刘阳阳主编 . —北京：中国医药科技出版社，2018.1（2024.8重印）

（中医适宜技术操作入门丛书）

ISBN 978-7-5067-9428-2

Ⅰ . ①图… Ⅱ . ①刘… Ⅲ . ①水针疗法—图解 Ⅳ . ① R245.9-64

中国版本图书馆 CIP 数据核字（2017）第 178939 号

美术编辑 陈君杞

版式设计 也 在

出版 **中国健康传媒集团** | 中国医药科技出版社

地址 北京市海淀区文慧园北路甲 22 号

邮编 100082

电话 发行：010 - 62227427 邮购：010 - 62236938

网址 www.cmstp.com

规格 710 × 1000mm $\frac{1}{16}$

印张 9 $\frac{3}{4}$

字数 123 千字

版次 2018 年 1 月第 1 版

印次 2024 年 8 月第 4 次印刷

印刷 北京盛通印刷股份有限公司

经销 全国各地新华书店

书号 ISBN 978-7-5067-9428-2

定价 29.00 元

获取新书信息、投稿、为图书纠错，请扫码联系我们。

王序

中医药是中国古代科学技术的瑰宝，是打开中华文明宝库的钥匙。一直以来，中医药以独特的理论、独特的技术在护佑中华民族健康中发挥着独特的作用。正如习近平总书记在全国卫生与健康大会上所强调的，中医药学是我国各族人民在长期生产、生活和同疾病做斗争中逐步形成并不断丰富发展的医学科学，是我国具有独特理论和技术方法的体系。

"千淘万漉虽辛苦，吹尽狂沙始见金。"从针刺到艾灸，从贴敷到推拿，从刮痧到拔罐，这些技术经过历史的筛选，成为中医药这个宝库中的珍宝，以其操作便捷、疗效独特、安全可靠受到历代医家的青睐，并深深地融入人民群众的日常生活中。这些独特的技术不仅成为中医药独特的标识基因，更成为人民群众养生保健、疗病祛疾的重要选择。

党的十八大以来，以习近平同志为核心的党中央把中医药提升到国家战略高度、作为建设健康中国的重要内容，提出了一系列振兴发展中医药的新思想、新论断、新要求，谋划和推进了一系列事关中医药发展的重大举措，出台了《中华人民共和国中医药法》，印发了《中医药发展战略规划纲要（2016—2030年）》，建立了国务院中医药工作部际联席会议制度，发表了《中国的中医药》白皮书，推动中医药从认识到实践的全局性、深层次的变化。

刚刚胜利闭幕的党的十九大，作出了"坚持中西医并重，传承发展中医药事业"的重大部署，充分体现了以习近平同志为核心的党中央对中医药工作的高度重视和亲切关怀。这为我们在新时代推进中医药振兴发展提供了遵循、指明了方向。

习近平总书记指出，坚持中西医并重，推动中医药与西医药协调发展、相互补充，是我国卫生与健康事业的显著优势。近年来，我们始终坚持以人民为中心的发展思想，按照深化医改"保基本、强基层、建机制"的要求，在基层建立中医馆、国医堂，大力推广中医适宜技术，提升基层中医药服务能力。截至2016年底，97.5%的社区卫生服务中心、94.3%的乡镇卫生院、83.3%的社区卫生服务站和62.8%的村卫生室能够提供中医药服务。"十三五"以来，我们启动实施了基层中医药服务能力提升工程"十三五"行动计划，把大力推广中医适宜技术作为工作重点，并提出了新的更高的要求。

在世界中医药学会联合会中医适宜技术评价与推广委员会、中国健康传媒集团和天津中医药大学的大力支持下，张伯礼院士、郭义教授组织专家对21种中医适宜技术进行了系统梳理，包括拔罐疗法、推拿罐疗法、皮肤针疗法、火针疗法、刮痧疗法、耳针疗法、电针疗法、水针疗法、微针疗法、皮内针疗法、子午流注针法、刺络放血疗法、穴位贴敷疗法、穴位埋线疗法、艾灸疗法、自我康复推拿、小儿推拿、推拿功法、伤科病推拿、内科病推拿、食养食疗法，从基础理论、技法介绍、临床应用等方面详细加以阐述，编纂成《中医适宜技术操作入门丛书》。该丛书理论性、实用性、指导性都很强，语言通俗，图文并茂，还配有操作视频，适合基层医务工作者和中医爱好者学习使用。

希望这套丛书能够让中医适宜技术"飞入寻常百姓家"，更好地造福人民群众健康，为健康中国建设作出贡献。

国家卫生计生委副主任
国家中医药管理局局长
中华中医药学会会长

2017年10月

张序

2016年8月，全国卫生与健康大会在北京召开。这是新世纪以来，具有里程碑式的卫生工作会议，吹响了建设健康中国的号角。习近平总书记出席会议并发表重要讲话。他强调，没有全民健康，就没有全面小康。要把人民健康放在优先发展的战略地位，以普及健康生活、优化健康服务、完善健康保障、建设健康环境、发展健康产业为重点，加快推进健康中国建设，为用中国式办法解决世界医改难题进行了具体部署。

习近平总书记指出，在推进健康中国建设的过程中，要坚持中国特色卫生与健康发展道路。预防为主，中西医并重，推动中医药和西医药相互补充、协调发展，努力实现中医药健康养生文化的创造性转化、创新性发展。中医药要为健康中国建设贡献重要力量。

中医药学是中华民族在长期生产与生活实践中认识生命、维护健康、战胜疾病的经验总结，是中国特色卫生与健康的战略资源。广大人民群众在数千年的医疗实践中，积累了丰富的防病治病经验与方法，形成了众多有特色的中医实用适宜技术。前几十年，由于以药养医引致过度检查、过度医疗，使这些适宜技术被忽视，甚至丢失。这些技术简便验廉，既可以治病，也可以防病保健；既可以在医院使用，也可以在社区家庭应用，在健康中国的建设中大有可为，特别是对基层医疗单位具有重要的实用价值。

记得20世纪六七十年代有一本书，名为《赤脚医生手册》，这本深紫色塑料皮封面的手册，出版后立刻成为风靡全国的畅销书，赤脚医生几乎人手一册。从常见的感冒发热、腹泻到心脑血管疾病和癌症；从针灸技术操作、中草药到常用西药，无所不有。在长达30年的岁月里，《赤脚医生手册》不仅在经济不发达的缺医少药时代为我们国家培养了大量赤脚医生和基层工作人员，解决了几亿人的医疗问题，立下汗马功劳，这本书也可以说是全民健康指导手册。

编写一套类似《赤脚医生手册》的中医适宜技术丛书是我多年的夙愿。现在在医改深入进程中，恰逢其时。因此，我们组织天津中医药大学有关专家，在世界中医药学会联合会中医适宜技术评价和推广委员会、中国针灸学会刺络与拔罐专业委员会的大力协助下，在中国医药科技出版社的支持策划下，对千百年来医家用之有效、民间传之已久的一些中医适宜技术做了比较系统的整理，并结合医务工作者的长期实践经验，精心选择了21种中医适宜技术，编撰了这套《中医适宜技术操作入门丛书》。

丛书总体编写的原则是：看得懂，学得会，用得上。所选疗法疗效确实，安全性好，针对性强，重视操作，力求实用，配有技术操作图解，清晰明了，图文并茂，并把各技术操作方法及要点拍成视频，扫二维码即可进入学习。本丛书详细介绍了各种技术的操作要领、操作流程、适应证和注意事项，以及这些技术治疗的优势病种，使广大读者可以更直观地学习，可供各级医务工作者及广大中医爱好者选择使用。当然，书中难免会有疏漏和不当之处，敬请批评指正，以利再版修正。

中国工程院院士

天津中医药大学校长　　张伯礼

中国中医科学院院长

2017年7月

前言

中医是中华民族在长期的生产与生活实践中认识生命、维护健康、战胜疾病的宝贵经验总结。广大人民群众在数千年的医疗实践中积累了丰富的防病治病的方法，从而形成了众多中医特有的实用疗法。它们是我国传统医学宝库中的一大瑰宝，也是中医学的重要组成部分。

为了继承和发扬这些中医特有的宝贵经验，普及广大民众的医学保健知识，满足广大民众不断增长的自我保健需求，中国医药科技出版社和世界中医药学会联合会组织有关专家，根据中医药理论，对千百年来民间传之已久、医家用之于民、经实践反复验证而使用至今的一些中医实用技术做了系统整理，并结合医务工作者们的长期实践经验，精心选择了 21 种中医实用疗法，编撰了这套《中医适宜技术操作入门丛书》。

本丛书所选疗法疗效确实，针对性强，有较高的实用价值。本着"看得懂，学得会，用得上"的原则，我们在编写过程中重视实用和操作，文中配有操作技术的图解，语言表达生动具体、清晰明了，力求做到图文并茂，并把各技术操作方法及要点拍成视频，主要阐述它们的技术要领、规程、适应证和注意事项，使广大读者可以更直观更简便地学习各种技术的具体操作流程。这些适宜技术不但能够保健治病，在关键时刻还可以救急保命，具有疗效显著、取材方便、经济实用、操作简便、不良反应少等特点，非常适合基层医疗机构推广普及，有的疗法老百姓也可以在医生的指导下用来自我治病和保健。

本丛书在编写过程中得到了世界中医药学会联合会和中国医药科技出版社的大力支持，中医界众多同道也提出了许多有建设性的建议和指导，由于条件有限，未能一一列出，在此我们深表谢意。由于编者水平有限，书中难免会有疏漏和不当之处，敬请批评指正。

丛书编委会

2017 年 7 月

水针疗法是以中西医理论为指导，依据穴位作用和药物性能，在穴位内注入药物以防治疾病的方法，又称为穴位注射疗法。水针疗法通过针刺和药物对穴位的双重刺激作用，激发经气，充分发挥经穴和药物的综合效应，调整和改善机体功能与病变组织的病理状态，从而达到防治疾病的目的。该疗法操作简便，疗效显著，在针灸临床实践中应用广泛。

本书为《中医适宜技术操作入门丛书》之一，以图文并茂的形式介绍水针疗法这一特色中医治疗技术，以引导读者入门。

本书分为基础篇、技法篇和临床篇三部分内容。基础篇主要介绍水针疗法的历史源流、理论基础、作用特点、常用穴位及药物；技法篇介绍水针疗法的操作方法、注意事项、禁忌及意外情况处理；临床篇选取了32种水针疗法常用适应证介绍其临床应用。

本书在编写上，注重理论、操作与临床应用相结合，内容深入浅出，易读易懂。书中配以大量清晰的图片，分步骤展现水针疗法的操作；每处涉及的穴位皆有定位及图示，明了易学，指导性强，实践性强。技法篇中的操作方法在参考"中华人民共和国国家标准——针灸技术操作规范第6部分穴位注射（GB/T21709.6-2008）"和"护理学注射法"的基础上进行编写，确保内容的规范性和专业性。临床篇中对于病证的选择，考虑到水针疗法目前应用涉及的病证已达300余种，本书不能一一列举，因此，编写前对近年相关的临床文献资料进行了全面总结和分析，在此基础上，选择了该疗法使用较多的32种病证进行临床应用介绍，这 32 种病证可视为水针疗法的优势病证。

    本书相较于其他水针疗法书籍，力求展现图解特色，将水针疗法的操作技法以图片形式细致解析。

    本书在编写过程中，因编写者的经验和水平有限，收集的资料可能不够全面，难免有错误和不当之处，恳请同道及读者提出宝贵意见，以便我们再版修订。

编　者

2017 年 6 月

目录
CONTENTS

001~025

基础篇

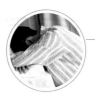

027~052

技
法
篇

合谷

053~137

临
床
篇

临床篇

水针疗法

是以中西医理论为指导，依据穴

位作用和药物性能，在穴位内注入药物以

防治疾病的方法，又称为穴位注射疗法。水针

疗法发端于西医学的注射方法，受巴氏"神经反射

学"的影响而创立，被认为是中西医结合的成功范例。

水针疗法运用中医学的整体观念进行辨证施治，以发挥

经络、穴位的调节作用；又与西医学的局部观相结合，

以充分发挥药物的治疗作用。在穴位及药物的应用

上，一般能进行针刺的穴位都可进行水针疗法，

原则上凡可做肌内注射的药物，均可做小

剂量的穴位注射，并适用于药物

所治的病证。

基础篇

第 一 章 历史源流

水针疗法发端于西医学的注射疗法。19世纪初期，随着制药技术的发展，为了把药物送入体内，医生们尝试了各种器具，试图用沾有药物的器具刺穿皮肤以将药物送入体内。此时，针头、针筒已经出现，但却是分开使用。直到1853年，法国的查尔斯·普拉瓦兹和苏格兰的亚历山大·伍德才第一次将针头和针筒组合在一起，发明了注射器，并创造出了注射技术，应用于医疗实践中。随着注射器的改良，吸引了众多医生的注意，注射疗法很快得到了广泛应用。1869年，英国医生用硫酸亚铁局部注射治疗内痔，使内痔坏死并脱落。1871年，美国医生用50%石英酸橄榄油局部注射治疗内痔出血和早期内痔，治疗患者千例，取得了良好的效果。这种通过局部注射药物治疗疾病的方式逐渐成为医学上的一种重要治疗手段。这种局部用药，与针灸学中的穴位局部刺激有一定的相似性。

初起创立

20世纪50年代初期，受到原苏联巴甫洛夫的"神经反射学说"的影响，我国广大医务工作者对中医针灸临床进行了诸多有益的探索，其中，水针疗法的创立就是在这一时期。从新中国成立后出现的有关文献考证，水针疗法的创立应用大约在1954年左右，万文继在

《维他命 B1 神经穴位注射疗法》（图 1-1）一书的前言中明确提到"利用维他命 B_1 的药理特性，结合针灸的刺激作用，实行维他命 B_1 在神经上及穴位上注射……自 1954 年 6 月份起在本院门诊试用"，之后在 1957 年月 11 月 4 日《浙江日报》中发表了庞毅明的"神妙的金针——记蔡咸信吸收苏联经验创造经穴封闭疗法"的文章，详细介绍了我国医学临床工作者在这一领域所从事的开创性工作。1959 年，朱龙玉等人将中医学的整体观念与巴氏学说相结合，在开展神经注射疗法所取得的经验基础上进行了初步的动物实验研究，总结并出版了《神经注射疗法》一书（图 1-2），书中介绍了神经注射疗法将相应药液注射在周围神经的路径上以治疗局部或全身性疾病的经验。至 20 世纪 50 年代末，我国学者在多类中西医刊物上发表了数十篇有关水针疗法的文章。在这些文章中，多以"封闭"命名这一疗法，如"封闭疗法"、"经穴封闭疗法"、"孔穴封闭疗法"、"穴位封"等，同时也逐渐出现了"水针疗法"、"针注疗法"等名称。这一时期的工作，虽然仍处于探索阶段，但其较显著的临床疗效，为日后进一步推广应用，打下了良好的基础。

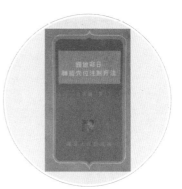

图 1-1 《维他命 B_1 神经穴位注射疗法》（1959 年出版）

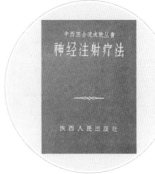

图 1-2 《神经注射疗法》（1959 年出版）

推广应用 时期

进入 20 世纪 60 年代，我国医疗工作力量进一步加强，这一疗法也逐步在临床推广应用开来，所用药物及治疗病种逐步扩大。注射的部位从单纯的局部反应点或阿是穴，逐步发展至从中医的整体观念出发，运用经络学说等中医理论来指导的临床取穴；所用药物虽仍以当时局部封闭的常用药物普鲁卡因为主，但也开始尝试生理盐水、蒸馏水、抗生素等其他药物及液体。与此同时，广大农村中"合作医疗"体制的建立，"赤脚医生"的涌现，使这一"简、便、廉、验"的临床治疗方法得以迅速在广大农村地区推广应用。

系统总结 时期

20 世纪 70 年代初期，本疗法已在内、外、妇、儿、五官、皮肤等多科疾病中得到了应用；所用腧穴已遍及全身，并开始运用于耳穴等微针系统。水针疗法的相关著作也已出版，即 1973 年郭同经编著的《穴位注射疗法》（图 1-3）。该书较为系统的总结了 20 世纪 70 年代初期以前的水针疗法的临床应用经验，书中较详细介绍了内科、神经科、外科、妇科、儿科、五官科和皮肤科等 105 种常见病证的选穴及配方，并介绍了水针疗法的治疗作用、应用范围、常用穴位、常用药物以及治疗方法、禁忌证和注意事项，是这一时期水针疗法的代表著作之一。20 世纪 80 年代后，中医学发展蒸蒸日上，中医

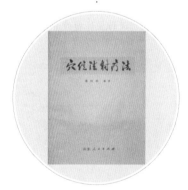

图 1-3 《穴位注射疗法》
（1973 年出版）

学术交流更加活跃，水针疗法又有了新的发展与提高，成为中医经穴疗法中的一个重要组成部分。《注射外科学》、《穴位药物注射疗法》（图1-4）等著作相继问世。

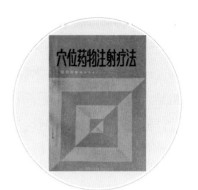

图 1-4　穴位药物注射疗法
（1989年出版）

进入20世纪90年代，水针疗法经不断的改良、完善，注射的部位由局部、神经点逐步扩展至全身腧穴和耳穴等。随着新药品的不断面世，水针疗法可选用的药品种类也不断翻新，药物由初期的少数几种，逐步扩大到大部分注射用中西药。所治疗的病种也日益扩大，由初期的几个病种发展到300多种病种。还将穴位注射与其他疗法相结合，如"耳穴综合疗法"，即在耳背静脉抽取血液，然后将其注入风池、足三里等穴，以治疗顽固性头痛等。1996年出版的《穴位注射疗法临床大全》（图1-5）一书。书中较大限度地收集和整理了水针疗法的有关资料，并分科详细介绍了300多种病证的穴位注射方法、所用药物、具体操作、疗效等内容。除在临床上继续广泛应用这种方法外，人们也开始探索其作用机制。

水针疗法，发端于西医学的注射方法，

发展应用

时期

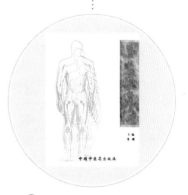

图 1-5　《穴位注射疗法临床大全》（1996年出版）

受巴氏"神经反射学"的影响而创立，再被中医学吸收、融合而改良，并在针灸学、中医学理论指导下日趋完善，它经历了初创、推广应用、系统总结和发展应用四个阶段。水针疗法开创性的将中医针灸疗法和西医注射疗法有机结合起来，不仅丰富了中医传统治疗方法，也为西医提供了新的治疗途径，促进了中西医的融合。至今，水针疗法仍广泛应用于临床，被广大医务工作者和患者所接受，被认为是中西医结合的成功范例。

第二章

理论基础

第一节　中医理论基础

　　水针疗法是以中西医理论为指导，依据穴位作用和药物性能，在穴位内注入药物以防治疾病的方法。因此，水针疗法即具有传统针灸学的治疗特点和作用途径，又具有西医学的药理作用特点及治疗途径。

　　水针疗法作用于穴位，属于穴位疗法的一种，必然与中医理论密不可分。这种密不可分不仅体现在操作过程中——即在穴位上注射药物，更体现在对病证的诊查、对穴位的选择上。整体观念和经穴理论构成了指导水针疗法的重要中医理论基础。

一、整体观念

　　中医学认为，人体是以五脏（肝、心、脾、肺、肾）为中心，通过经络，向内将六腑（胆、小肠、胃、大肠、膀胱、三焦），向外将五体（筋、脉、肉、皮、骨）、五官（目、舌、口、鼻、耳）、九窍（目、口、鼻、耳、二阴）、四肢百骸等全身脏腑形体官窍联结成的整体，并通过气、血、津液的作用，来完成机体的统一功能活动。脏腑与脏腑之间、脏腑与经络之间、脏腑与形体官窍之间都有密切关系。这种关系不仅体现在生理状态下相辅相成的协同作用和相反相成的制约作用，以维持机体的动态平衡，也体现在病理状态下的相互传注和相互影响，从而导致疾病的发生、发展和传变。水针疗法刺激的是体表的若干个穴位，不仅能治疗局部病证，还能治疗全身性疾病，主要是源于中医的整体观念。因此水针疗法的应用，必须从整体观念出发，才能把握全局，才能准确的选穴、配穴，合理选用药物。

人体不仅是一个有机的整体，人与自然环境也是一个有机的整体。人生活在自然中，人的生理功能和病理变化必然受到自然环境的影响。《灵枢·岁露论》高度概括了人与自然的关系："人与天地相参也，与日月相应也，故月满则海水西盛，人血气积，肌肉充，皮肤致，毛发坚……至其月郭空，则海水东盛，人气血虚，其卫气去，形独居。"古人根据这一规律提出了"凡刺之法，必候日月星辰，四时八正之气，气定乃刺之"，此外，根据四时还提出了"春夏刺浅，秋冬刺深"。水针疗法在应用时也应考虑自然界的变化特点，来适时的调整刺入的深浅、药量的多少及注射的时机等。

二、经穴理论

水针疗法疗效的发挥，是通过刺激穴位而产生的综合治疗作用。因此，经络腧穴理论就构成了指导水针疗法应用的重要理论基础。

经络是人体内运行气血、联络脏腑、沟通内外、贯穿上下的通路，包括经脉和络脉。其中经脉包括十二经脉、奇经八脉，以及附属于十二经脉的十二经别、十二经筋、十二皮部；络脉包括十五络脉和难以计数的孙络、浮络（图2-1）。经络的作用，一是内连脏腑，外络肢节，即沟通内在的脏腑与体表的皮肤、肌肉、筋骨等一切组织，形成纵横交错的网络，使机体连在一起，成为一个有机的统一整体（表2-1）；二是运行气血，贯穿上下内外以营养全身的作用，即通过行气血，营阴阳，昼夜运行，如环无端，周流不息，使脏腑组织得以营养，筋骨得以濡润，关节得以通利，各部的功能活动和整个机体保持协调统一。

腧穴，是脏腑经络之气输注于体表的特殊部位。腧穴也称为"穴位""穴道""孔穴"，它即是针刺、艾灸、拔罐、水针等治疗方法的施术部位，也是疾病的反应点。经穴均分别归属于各经脉，经脉又隶属于一定的脏腑，故腧穴、经脉、脏腑之间形成了不可分割的联系。当人体脏腑功能失调时，会通过经络，表现在外在的组织官窍或体表相应的腧穴上；通过刺激腧穴，又可对内在失衡的脏腑起到调治作用。

经络理论阐述的是人体经络系统的循行分布、生理功能、病理变化及其与脏腑关系的理论体系；腧穴理论则重点阐述穴位的定位、主治特点和规律。水针疗法将药物注射于穴位处，一方面通过针刺作用疏通经络，另一方面通过经络的循行途径，将弥散于穴位的药物迅速并持续的作用于相应的组织器官，以发挥其治疗作用。因此，经络腧穴理论是水针疗法应用的基础，对水针疗法的临床实践具有重要的指导作用。经络腧穴理论内容丰富，详细内容请参看专业书籍。

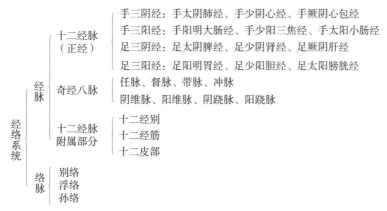

图 2-1　经络系统的组成

表 2-1　十二经脉与脏腑器官的联络

经脉名称	联络的脏腑器官
手太阴肺经	属肺，络大肠，环循胃口喉咙
手阳明大肠经	属大肠，络肺入下齿中，夹口、鼻
足阳明胃经	属胃，络脾起于鼻，入上齿，环口夹唇，循喉咙
足太阴脾经	属脾，络胃，流注心中夹咽，连舌本，散舌下
手少阴心经	属心，络小肠，上肺夹咽，系目系

经脉名称	联络的脏腑器官
手太阳小肠经	属小肠，络心，抵胃循咽，至目内外眦
足太阳膀胱经	属膀胱，络肾起于目内眦，至耳上角，入络脑
足少阴肾经	属肾，络膀胱，上贯肝，循喉咙，夹舌本，入肺中，络心
手厥阴心包经	属心包，络三焦
手少阳三焦经	属三焦，络心包系耳后，出耳上角，入耳中，至目外眦
足少阳胆经	属胆，络肝起于目外眦，下耳后，入耳中，出耳前
足厥阴肝经	属肝，络胆，夹胃，注肺过阴器，连目系，环唇中

第二节　西医理论基础

　　水针疗法运用中医学的整体观念进行辨证施治，以发挥经络、穴位的调节作用；又与西医学的局部观相结合，以充分发挥药物的治疗作用。水针疗法既是穴位疗法的一种，也是注射疗法的一种，因此从西医学角度来看，其作用途径主要是注射药物或在组织局部产生直接治疗作用，或通过局部组织吸收进入毛细血管网，再汇入静脉，或者直接进入小静脉或淋巴液再汇入大静脉，最终进入循环系统，到达肝脏，代谢出活性成分，再随血流到达全身或病灶，以发挥药物的治疗作用。水针疗法又不同于其他的皮下或肌内注射，其作用部位在穴位，许多研究显示，同等药物剂量的穴位注射，其疗效优于皮下或肌内注射，说明药物在穴位处能更好、更快地作用于病灶组织，发挥治疗作用，这主要与穴位的结构和功能特点有关。

一、穴位的结构

　　研究表明，穴位的结构是以皮肤、皮下组织、神经、血管、筋膜、肌肉、肌腱等结构为主所构成的立体构筑结构（图 2-2）。穴位相对于非穴位，其神经血管的分布更为密集，因此在接受相同的刺激时，相较于非穴位处更敏感，反应更强烈。

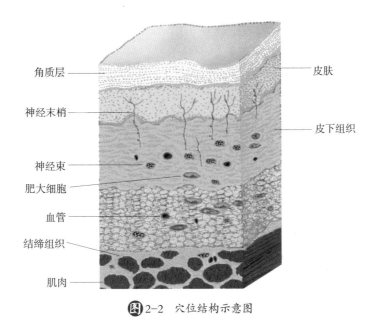

角质层 —— 皮肤

神经末梢 ——

—— 皮下组织

神经束 ——

肥大细胞 ——

血管 ——

结缔组织 ——

肌肉 ——

图 2-2 穴位结构示意图

穴位处的神经

　　早期有学者通过对穴位及非穴位区组织学观察发现，穴区的表皮、真皮、皮下、筋膜、肌层及血管组织中都有丰富而多样的神经末梢、神经束、神经支和神经干。研究发现，在针感中心 1.5mm 半径范围内存在粗细不等的有髓和无髓小神经束、游离神经末梢和神经干。有学者对动物及人体穴位和非穴位皮肤组织中神经纤维量进行光镜、电镜观察，并进行计量比较，发现两者神经纤维密度之比为 7.22∶5.26（约 1.4 倍），差别非常明显。穴区与非穴区比较，穴区处所包含的游离神经末梢、神经束和神经丛等神经装置更丰富。

穴位处的血管

穴位区也有着丰富的血管结构。徐州医学院研究发现，全身 361 个穴位中，靠近动脉主干者有 58 个穴（占 16.1%），靠近浅静脉干者有 87 个穴（占 24.7%）；上海中医学院（现上海中医药大学）对十二经脉 309 穴针下结构的观察也表明，针刺入穴位，针入正当动脉干者有 24 个穴（占 7.26%），针旁有动、静脉干者有 262 个穴（84.36%）；这说明穴位与血管有密切的关系。有学者对家兔足三里穴与旁开非经穴处血管分布进行了组织学定量观察，发现两者血管密度之比为 8.82∶2.26（约为 4 倍），即穴区血管分布显著大于非穴区。此外，也有研究发现，穴位与淋巴管关系也较密切。由此可见，穴位同非穴位相比，有更为丰富的血液和淋巴循环，药物注入穴位后，药物吸收路径短，影响因素少，药物吸收速度快，生物利用度较高，更容易被吸收而发挥作用。

二、穴位的功能

感受刺激

组织学已证实，穴位区域的皮肤及深层组织中有多种感受器，如痛、温、触、压觉感受器等。这些感受器能分别接受不同能量形式的刺激，如毫针的机械刺激、艾灸的温热刺激、电针的电流刺激、磁疗的磁场刺激，推拿按摩的触压刺激，当然也包括水针疗法的针刺机械刺激和药物刺激。穴位感受器将各种刺激转变为感受器电位或直接引起穴位区局部的传入神经冲动，并产生酸、麻、胀、重、痛等多种针刺感觉，通过神经系统传至大脑被感知，同时或在局部产生相应的治疗作用，或通过神经体液途径在全身产生相应的治疗作用。

反应病证

　　穴位在机体病理状态下具有反应病证的作用，即在穴位处可出现病理反应。其表现形式有感觉异常、组织形态学改变、生物物理特性改变以及生物化学特性改变。其中最常见的是感觉异常，主要是痛觉过敏，即穴位出现疼痛或压痛点；此外，组织形态学改变也较多，尤其是慢性病，穴位皮下可出现硬结、条索状物等。穴位的病理反应可作为疾病诊断的参考依据。正如在西医学中，某些脏器患病时，体表相应部位会出现压痛点或痛觉过敏带，这些压痛点或痛觉过敏带可作为该脏器病证的诊断参考依据，如麦氏点压痛诊断阑尾炎、墨菲征诊断胆囊炎、用海氏带诊断各种内脏疾病等。此外，临床上也经常利用检查出的穴位的病理反应作为针灸取穴的一种依据，即病理反应部位往往也是针灸取穴治疗的部位。在水针疗法的临床应用中，也会根据病证寻找机体是否存在病理反应点，以此协助诊断疾病；在实际治疗中，也常直接将药物注射在病理反应部位，尤其是压痛点，往往可以取得满意的疗效。

第三章 作用特点

一、针药穴结合作用

水针疗法应用注射针刺激穴位，在得气的基础上，将药物注射在穴位，从而起到针刺、药物、穴位结合的作用。在穴位处，具有针刺与药物的双重刺激作用。一方面注射针刺激相应的穴位，以激发经气，疏通经络，对失衡的机体功能进行调节；另一方面，穴位注射药物后，药物本身就具有一定的药理治疗作用，此外，药物作用于穴位后又可增强与延长对穴位的刺激作用，从而进一步加强其激发经气，疏通经络的作用。

二、穴位特异性作用

每个穴位都有自己相对较为敏感的"靶"脏腑（通常指穴位所属经络相联系的脏腑，如足三里与胃，内关与心），一般来说，刺激某一穴位只对它的"靶"脏腑系统发生较明显的影响，故表现出穴位作用的相对特异性。在水针疗法中，也具有这种作用特点。如有研究者对三阴交、复溜、三阴交旁（即非穴位）及静脉分别注射呋塞米，比较机体排钠、排钾、利尿效应，结果显示，三阴交注射呋塞米，其利尿效果优于复溜和三阴交旁。三阴交属足太阴脾经，亦为足三阴经（肝经、脾经和肾经）的交会穴，可通调肝脾肾三经之经气，通运下焦，具有健脾利水、疏肝益肾之功效。三阴交相对于复溜和三阴交旁，注入呋塞米后的利尿作用更为显著，这正体现了三阴交的相对特异性作用。

三、穴位协同作用

应用水针时，选择具有协同作用的穴位配合使用能够增强药物疗效。有研究者用茵栀黄（退黄利胆护肝药物）进行水针疗法治疗 α–萘异氰酸酯（一种有毒化学药品，可损坏肝细胞）所致大鼠急性黄疸型肝炎，结果显示，足三里和阳陵泉（属足少阳胆经）同时注射的疗效优于同等剂量足三里、阳陵泉和内关的单穴注射；此外，以肝炎灵注射于三阴交和足三里，对小鼠四氯化氮致肝炎的治疗作用优于三阴交、足三里、内关的单穴注射治疗。

四、药效高效性作用

大量研究资料表明，应用水针疗法时，药物的药效作用得到提高，从而显示出药效高效性。水针疗法药效高效性作用可以从两个方面来认识：第一，水针疗法的药物剂量明显低于肌肉或静脉注射，但疗效却基本相当。如有研究者在足三里、阳陵泉和三阴交分别注射单磷酸阿糖腺苷（一种肝细胞保护剂）20mg，治疗慢性乙型肝炎，对照组为静脉注射400mg，尽管两组剂量差异较大，但疗效仍然相近。第二，水针疗法与肌肉或静脉注射的剂量相当时，水针疗法疗效优于后两者。如用甲钴胺1ml（含药量500μg/ml）分别进行水针疗法和肌内注射以治疗顽固性面瘫，结果显示水针疗法疗效更好。药效的高效性与穴位的功能结构特点有一定关系，在穴位处，药物能更好地吸收发挥药效，也有学者认为药物通过人体的经络系统，使其最大限度地作用在机体疾病上，从而达到更好的治疗效果。

第四章

常用穴位

第一节　常用穴位

　　人体的穴位总体上可归纳为十四经穴、奇穴、阿是穴三类。十四经穴是指具有固定的名称和位置，且归属于十四经脉系统的穴位。奇穴是指既有一定的名称，又有明确的位置，但尚未或不便于归入十四经脉系统的穴位。阿是穴是指既无固定名称，也无固定位置，而是以压痛点或病变局部或其他反应点等作为施术部位的一类腧穴，又称"天应穴""不定穴""压痛点"等。

　　对于十四经穴和奇穴，一般来说，能进行针刺的穴位都可进行水针疗法，但在临床实际应用中，为了操作的安全性，避免意外事故的发生，多选择颈、肩、腰、背及四肢的穴位。由于水针疗法的常用穴位较多，不便在此罗列。此外，阿是穴也是水针疗法常用到的穴位，水针疗法在对一些痛证的治疗上，将药物直接注射在压痛点上，有时其疗效更加显著。

第二节　常用取穴方法

　　水针疗法在取穴上遵循针灸取穴的基本法则。

1. 近部取穴

近部取穴是在病变的局部或者距离病变部位较近的范围进行取穴的一种方法。如颈椎病取颈部的大椎、颈夹脊，面神经炎取面部的颊车、地仓、颧髎等。

2. 远部取穴

远部取穴是在病变部位所属和相关的经络上，距离病变部位较远的部位进行选穴的方法，应用时尤以四肢肘膝关节以下的穴位为多。如胃痛常选取足阳明胃经的足三里穴（在小腿前侧），面神经炎选取手阳明大肠经的合谷穴（在手部）等。

3. 辨证取穴

辨证选穴是根据疾病的证候特点，分析疾病发生的原因、病程发展变化的进程和特点进行辨证选取穴位的方法。如失眠患者，辨证属心脾两虚可取心俞、脾俞，肝火上扰可取太冲，痰热内扰可取丰隆。

4. 对症取穴

对症选穴是根据疾病的临床表现、特殊症状选取穴位的方法，也是腧穴特殊治疗作用及临床经验在针灸治疗中的具体运用。如失眠选安眠，腰痛选取腰痛点，哮喘选定喘穴等。

应用水针疗法时，各种取穴方法常可配合使用，从而使穴位得到配合应用，以提高临床疗效。

第五章

常用药物

　　原则上凡可做肌内注射的药物，均可做小剂量的穴位注射，并适用于药物所治的病证。中药制剂不论单味或复方，制剂必须符合注射剂规定的标准。药物如需进行混合使用，务必注意其配伍禁忌。以下对目前临床常用的药物做一简介（表5-1~ 表5-3），临床实际应用中，还应详细阅读药品说明书后再进行使用。

表 5-1　常用中草药制剂

药名	主要成分	功能与主治	用量	注意
黄芪注射液	黄芪	益气养元、扶正祛邪、养心通脉、健脾利湿。用于心气虚损、血脉瘀阻之病毒性心肌炎、心功能不全等病证	2~4ml，每日1~2次	①有过敏反应或严重不良反应病史者禁用；②过敏体质者禁用
红花注射液	红花	活血化瘀。用于治疗闭塞性脑血管疾病，冠状动脉粥样硬化性心脏病，脉管炎等	2.5~5ml，每日1~2次	①孕妇及哺乳期妇女、新生儿、婴幼儿禁用；②出凝血时间不正常者禁用；③有药物过敏史或过敏体质者禁用
复方当归注射液	当归、川芎、红花	活血通经、祛瘀止痛。用于痛经，经闭，跌仆损伤，风湿痹痛等	每穴0.3~1ml，每次2~6穴，每日或隔日1次	有出血倾向、妇女月经过多及过敏体质者慎用

药名	主要成分	功能与主治	用量	注意
当归注射液	当归	补血生血、活血散瘀、调经止痛	每穴 0.3~0.5ml，每次 2~6 穴，每日或隔日 1 次	①血虚有热者不宜使用；②孕妇慎用
复方丹参注射液	丹参、降香	活血化瘀、理气止痛、通脉养心。用于心绞痛、心肌梗死、脑缺氧、脑栓塞、神经衰弱等	2ml	过敏者禁用
丹参注射液	丹参	活血祛瘀、调经、止痛、养心安神。临床上广泛应用于心脑血管病及其他疾病	2~4ml	过敏者禁用
丹红注射液	丹参、红花	活血化瘀、通脉舒络。用于瘀血闭阻所致的胸痹及中风等病证	2~4ml	①有出血倾向者禁用；②孕妇及哺乳期妇女忌用；③对本品过敏者禁用
刺五加注射液	刺五加	平补肝肾、益精壮骨	5ml	过敏者禁用
生脉注射液	红参、麦冬、五味子	益气养阴、复脉固脱。用于气阴两亏，脉虚欲脱的心悸、气短、四肢厥冷、汗出、脉欲绝及心肌梗死、心源性休克等	2~4ml	①过敏者禁用；②新生儿、婴儿禁用
麝香注射液	人工麝香、郁金、广藿香、石菖蒲、冰片、薄荷脑	苏醒、止痉、芳香开窍。用于肝昏迷及神经系统感染引起的昏迷抽筋与中毒患者	2~4ml	①对本品过敏者禁用；②孕妇、新生儿、婴幼儿禁用；③支气管哮喘患者、运动员慎用
天麻素注射液	天麻素	用于神经衰弱、神经衰弱综合征及血管神经性头痛等症	0.2g，每日 1~2 次	过敏者禁用

药名	主要成分	功能与主治	用量	注意
雪莲针	雪莲	消炎镇痛、消肿、活血化瘀。用于急、慢性风湿性关节炎，类风湿关节炎及骨关节炎引起的关节疼痛等症	2~4ml	过敏者禁用
清开灵注射液	胆酸、水牛角、黄芩苷、金银花、栀子等	清热解毒、化痰通络、醒神开窍。用于热病神昏，中风偏瘫，神志不清	2~4ml	①过敏者禁用；②有表证恶寒发热者慎用
鱼腥草注射液	鱼腥草	清热、解毒、利湿。用于肺脓肿症、痰热、咳嗽、白带、尿路感染等	2~4ml	过敏者禁用
板蓝根注射液	板蓝根	清热解毒、消炎	2~4ml	/
柴胡注射液	柴胡	解热、镇痛，用于外感发热性疾病	2~4ml	/
银黄注射液	银花提取物、黄芩素	清热解毒、消炎，用于外感发热性疾病	1~2ml	/
威灵仙注射液	威灵仙	祛风通络、活血止痛。用于风湿、类风湿关节炎及其他原因导致的关节肿痛	2~4ml	/
红茴香注射液	红茴香	消肿散瘀、活血止痛。用于腰肌劳损、关节或肌肉韧带伤痛及风湿痛等	1~2ml	妇女经期及孕妇禁用
盐酸川芎嗪注射液	盐酸川芎嗪	具有活血化瘀、扩张动脉、改善微循环的功能。适用于闭塞性脑血管疾病如脑供血不全、脑血栓形成、脑栓塞及其他缺血性血管病如冠状动脉粥样硬化性心脏病、脉管炎等	10~20mg	①本品酸性较强，穴位注射刺激性较强，可稀释或与其他药物混合使用；②脑出血及有出血倾向的患者忌用
喘可治注射液	淫羊藿巴戟天	温阳补肾、平喘止咳，有抗过敏、增强体液免疫与细胞免疫的功能。主治哮喘属肾虚挟痰证	3~4ml	①阴虚火旺者慎用。②如果发现变色沉淀、异物或浑浊，不可使用

表 5-2　维生素制剂

药名	功能与主治	用量	注意
维生素 K_1	应用于凝血酶过低症、维生素 K_1 缺乏症以及出血症。此外，具有镇痛、缓解支气管痉挛的作用，对内脏平滑肌绞痛、胆管痉挛、肠痉挛引起的绞痛亦有明显的效果	10mg，每日1~2 次，24 小时内总量不超过 40mg	可致肝损害
维生素 K_3	参与凝血因子Ⅶ，Ⅸ，和Ⅹ的合成，维持动物的血液凝固生理过程。此外，具有利尿、增强肝脏解毒功能、降低血压的功能	4mg，每日 2 或 3 次	①可致恶心、呕吐等胃肠道反应；②可致肝损害，严重肝病者慎用
维生素 B_1	维持神经组织、肌肉、心脏活动的正常；促进成长；帮助消化，特别是碳水化合物的消化；改善精神状况；减轻晕机、晕船症状	50~100mg	/
维生素 B_2	防治维生素 B_2 缺乏症，如口角炎、舌炎、阴囊炎、眼结膜炎、眼色觉减弱、脂溢性皮炎等	5~10mg	/
维生素 B_6	参与氨基酸及脂肪的代谢。用于维生素 B_6 缺乏症、动脉硬化、胆固醇过高、面部油腻、怀孕初期的呕吐等	25~50mg	/
维生素 B_{12} （氰钴胺）	促进碳水化合物、蛋白质及脂肪物质的代谢。可以预防恶性贫血；维护神经系统健康；消除烦躁不安，集中注意力，增强记忆及平衡感	50~200μg 每日或隔日 1 次。	①可致过敏反应，甚至过敏性休克；②偶可引起皮疹、瘙痒、腹泻及哮喘等
维生素 C 注射液	参与机体氧化还原过程，增加毛细血管致密性，刺激造血功能，增强对感染的抵抗力	100mg	/
维生素 D_2 胶性钙（维丁胶性钙）	治疗不宜口服的各种维生素 D 缺乏症，也可治疗支气管哮喘。	成人 1~2ml，儿童 1ml。	如有水油分离现象禁用

表 5-3　其他常用药物

药名	功能与主治	用量	注意
0.9% 氯化钠注射液（生理盐水）	穴位注射刺激作用小，可用于稀释其他药液	5~10ml	/
盐酸异丙嗪	①皮肤黏膜的过敏：适用于长期的、季节性的过敏性鼻炎，血管运动性鼻炎，过敏性结膜炎，荨麻疹，血管神经性水肿，对血液或血浆制品的过敏反应，皮肤划痕症；②晕动病：防治晕车、晕船、晕飞机；③用于麻醉和手术前后的辅助治疗，包括镇静、催眠、镇痛、止吐。	成人 25mg；儿童按体重 0.125mg/kg 或按体表面积 3.75mg/m^2	过敏者禁用，应用时应特别注意有无肠梗阻，或药物的逾量、中毒等问题
甲硫酸新斯的明注射液	抗胆碱酯酶作用。多用于重症肌无力及腹部手术后的肠麻痹	0.25~1mg	①过量时可出现恶心、呕吐、腹痛、腹泻、流泪、流涎、心动徐缓、肌肉震颤及胆碱能危象；②癫痫、心绞痛、室性心动过速、机械性肠梗阻及哮喘患者忌用
腺苷钴胺注射液	主要用于巨幼红细胞性贫血、营养不良性贫血、妊娠期贫血，亦用于神经性疾患如多发性神经炎、神经根炎、三叉神经痛、坐骨神经痛、神经麻痹、营养性神经疾患以及放射线和药物引起的白细胞减少症。	0.5~1.5mg，每日 1 次	①本品注射用制剂遇光易分解，启封或稀释后药尽快使用；②不宜与氯丙嗪、维生素 C、维生素 K 等混合于同一容器中；③与葡萄糖液注射液有配伍禁忌；④与对氨基水杨酸钠不能并用
西咪替丁注射液	①有显著抑制胃酸分泌的作用，能明显抑制基础和夜间胃酸分泌，并使其酸度降低；②对因化学刺激引起的腐蚀性胃炎有预防和保护作用，对应激性胃溃疡和上消化道出血也有明显疗效。	0.2g，6 小时 1 次	①孕妇及哺乳期妇女禁用；②肝、肾功能不全者慎用

药名	功能与主治	用量	注意
盐酸甲氧氯普胺注射液	镇吐。用于各种原因引起的呕吐症状	10~20mg	①过敏者禁用；②肝肾功能不全者慎用
胎盘多肽注射液	用于细胞免疫功能降低或失调引起的疾病、术后愈合、病毒性感染引起的疾病及各种原因所致的白细胞减少症	4ml	肾功能不全者慎用
鼠神经生长因子注射液	神经保护剂、神经营养剂和神经再生剂，主要用于治疗神经损伤	用2ml注射用水溶解。每天1次，每次1支，4周为1疗程。	①过敏体质者慎用；②孕妇及哺乳期妇女慎用；③儿童用药请遵医嘱
山莨菪碱注射液	抗M胆碱药，主要用于解除平滑肌痉挛，胃肠绞痛、胆道痉挛以及急性微循环障碍及有机磷中毒等	5~10mg	①颅内压增高、脑出血急性期、青光眼、幽门梗阻、肠梗阻及前列腺肥大者、对本品过敏者和尿潴留者禁用；②孕妇、哺乳期妇女、婴幼儿、年老体虚者慎用
三磷酸腺苷注射液	用于脑出血后遗症和肝炎的辅助治疗	10-20mg	①严重肝、肾功能不全者禁用；②本药对窦房结有明显抑制作用，因此对病窦综合征或窦房结功能不全或老年人慎用或不用
人胎盘组织注射液	具有增强机体对多种细菌和病毒的非特异免疫力的作用。用于预防感冒、慢性支气管炎以及支气管哮喘等疾病	2ml	本品应为淡黄色澄明液体，如有异物或摇不散的沉淀不能使用

药名	功能与主治	用量	注意
曲安奈德注射液	用于皮质类固醇类药物治疗的疾病，例如变态反应性疾病（用于患者处于严重虚弱状态，使用传统药物无效时）、皮肤病、弥漫性风湿性关节炎、其他结缔组织疾病	10mg	①药物用前摇匀；②注射前防止药物沉淀；③本品不可用于活动性胃溃疡、结核病、急性肾小球炎或任何未为抗生素所制止的感染
泼尼松龙混悬液	主要用于过敏性与自身免疫性炎症疾病。多用于活动性风湿、类风湿关节炎、红斑狼疮、严重支气管哮喘、肾病综合征、血小板减少性紫癜、粒细胞减少症、各种肾上腺皮质功能不足症、严重皮炎、急性白血病等	10~40mg	对本品及甾体激素类药物过敏者禁用，运动员慎用
弥可保注射液	用于周围神经病、因缺乏维生素 B_{12} 引起的巨幼细胞性贫血的治疗	0.5mg，可按年龄、症状酌情增减。	过敏者禁用
利多卡因	适用于因急性心肌梗死、外科手术、洋地黄中毒及心脏导管等所致急性室性心律失常，包括室性早搏、室性心动过速及室颤；其次也用于癫痫持续状态用其他抗惊厥药无效者及局部或椎管内麻醉；还可以缓解耳鸣	4.3mg/kg	①对本品过敏，心功能不全者，肝肾功能障碍者、有癫痫大发作史肝功能严重不全及休克患者禁用；②孕妇、乳母慎用；③新生儿用药易引起中毒
卡介菌多糖核酸注射液	免疫调节剂，主要用于预防和治疗慢性支气管炎、感冒及哮喘	1ml，小儿酌减。	①严重过敏体质者慎用；②患急性传染病（如麻疹、百日咳、肺炎等）、急性眼结膜炎、急性中耳炎及对本品有过敏史者暂不宜使用
甲钴胺注射液	适应证为用于周围神经病。因缺乏维生素 B_{12} 引起的巨红细胞性贫血的治疗	成人 0.5mg，每日 1 次，每周 3 次，	对本品成分过敏者禁用

药名	功能与主治	用量	注意
黄体酮	先兆流产和习惯性流产、经前期紧张综合征、无排卵型功血和无排卵型闭经、与雌激素联合使用治疗更年期综合征	10~20mg	①可有头晕、头痛、恶心、抑郁、乳房胀痛等；②长期应用可引起子宫内膜萎缩、月经量减少，并容易发生阴道霉菌感染
复方樟柳碱注射液	用于缺血性视神经、视网膜、脉络膜病变	2ml	①脑出血及眼出血急性期禁用；②有普鲁卡因过敏史者禁用；③青光眼和心房纤颤患者慎用
复方倍他米松注射液	用于治疗对糖皮质激素敏感的急性和慢性疾病。如：类风湿关节炎，骨关节炎、滑囊炎、慢性支气管哮喘等	0.5~2ml	全身真菌感染、对倍他米松或其他糖皮质激素类药物或本品中任一成分过敏的患者禁用
单唾液酸四己糖神经节苷脂钠注射液	用于治疗中枢神经系统病变，包括脑脊髓创伤、脑血管意外、帕金森氏病	20~40mg	①本品过敏者禁用；②遗传性糖脂代谢异常者禁用
丹参酮ⅡA磺酸钠注射液	用于冠状动脉粥样硬化性心脏病、心绞痛、心肌梗死的辅助治疗	40~80mg	过敏者禁用
硫酸阿托品注射液	抗胆碱药。可解除平滑肌痉挛，抑制腺体分泌，用于胃肠道、肾、胆绞痛，急性微循环障碍等	0.5mg	青光眼者禁用
盐酸普鲁卡因注射液	局部麻醉药。浸润局麻、神经传导阻滞、蛛网膜下隙麻醉	40mg	①忌与葡萄糖液配伍；②忌与抗胆碱酯酶药合用
安定注射液	具有抗焦虑、镇静催眠，骨骼肌松弛作用	5mg	①对苯二氮䓬类药物过敏者，可能对本药过敏；②严重慢性阻塞性肺部病变，可加重呼吸衰竭

水针疗法

针具应选用一次性无菌

注射器和一次性无菌注射针，

操作步骤可分为取药、消毒、持

针、进针、调整得气、注入药液和

出针。应用时注意核对患者信息与

药物信息，注意无菌操作，防止

感染发生。

技法篇

第六章

操作方法

第一节　操作前准备

◎ 环境

环境应清洁，无尘埃飞扬，符合无菌操作要求。

◎ 用物准备

75% 酒精棉球、治疗盘、皮肤消毒剂（如安尔碘）、消毒棉签、注射器、药物、砂轮等（图6-1）。

1. 注射器和针头

注射器由乳头、空筒、活塞（包括活塞体、活塞轴、活塞柄）构成，其中乳头部、空筒内壁、活塞体应保持不被污染，不得用手触摸；针尖、针梗和针栓构成（图6-2）。

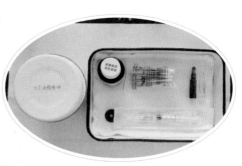

图 6-1　用物准备

根据病情、操作部位、药量的需求，选择不同型号的一次性使用无菌

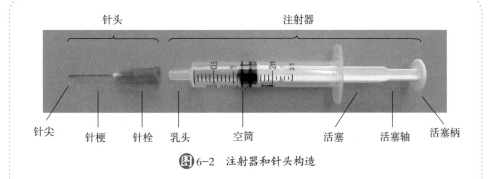

针头　　　　　　　　　　　　　注射器

针尖　　针梗　针栓　乳头　　空筒　　　　活塞　活塞轴　活塞柄

图6-2　注射器和针头构造

注射器和一次性使用无菌注射针（表6-1），一般水针疗法以1ml、2.5ml、5ml和10ml注射器较为常用（图6-3），针头为无菌注射器自带的针头即可，10ml无菌注射器注射时建议选配6号或7号针头。头面部穴位、耳穴常选用1ml或2.5ml注射器，背部、四肢肌肉丰厚处常选用2.5ml或5ml注射器。此外，注射穴位的多少也是选择注射器规格的重要依据。

表6-1　水针疗法常用注射器及针头规格

注射器规格	配用的针头		
	规格	针栓颜色	型号
1ml	0.45×16	褐色	4.5号
2.5ml	0.5×20	橙色	5号
2.5ml	0.6×20	蓝色	6号
5ml	0.6×20	蓝色	6号
5ml	0.7×30	黑色	7号
10ml	0.7×30	黑色	7号

注：规格0.45×16即指针头外径为0.45mm，针身长度为16mm，此规格形式目前较为常用，可见于一次性使用无菌注射器（带针）包装袋上。

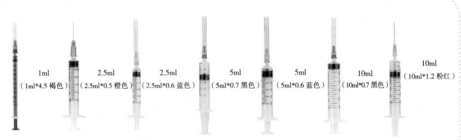

1ml	2.5ml	2.5ml	5ml	5ml	10ml	10ml
（1ml*4.5 褐色）	（2.5ml*0.5 橙色）	（2.5ml*0.6 蓝色）	（5ml*0.7 黑色）	（5ml*0.6 蓝色）	（10ml*0.7 黑色）	（10ml*1.2 粉红）

图 6-3　水针疗法常用注射器及针头

（注：1ml*0.45 褐色，表示注射器为 1ml，针头外径为 0.45mm，颜色为褐色；10ml 配 1.2mm 粉色针头较粗，水针疗法使用时，建议注射时针头换成 6 号或 7 号）

2. 药物

（1）药物种类

水针疗法常用的药物包括中药及西药肌内注射剂和穴位注射剂，注射剂应符合《中华人民共和国药典》的规定（图 6-4）。

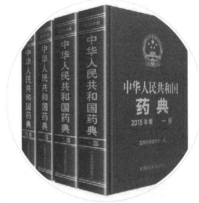

（2）药物剂量

有些药物即为穴位注射药物，药量参照药品使用说明书用量，其他肌内注射用药，其总量必须小于该药一

图 6-4　中华人民共和国药典（2015 年版）

次的常规肌内注射用量，具体用量因注入的部位和药物的种类而各异。

在一次性注射中各部位的每穴注射量宜控制在：耳穴 0.1~0.2ml，头面部位 0.1~0.5ml，胸背及四肢部穴位 1~2ml，腰臀部穴位 2~5ml。总的说来，皮肉浅薄处，剂量宜少；皮肉丰厚处，剂量可稍大。

（3）药物浓度

药物浓度为该药肌内注射的常规浓度。

（4）药物质量

药物应在有效使用期内使用，包装应无破损，瓶身应无裂缝，药物应无浑浊变色且无霉菌。

❋ 体位

体位选择以术者能正确取穴、施术方便，患者舒适为原则，常用体位有卧位和坐位（图6-5）。

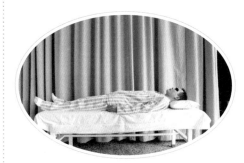

a. 仰卧位：适用于胸腹部和
下肢前面的腧穴

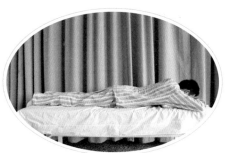

b. 俯卧位：适用于背腰部和
下肢后面的腧穴

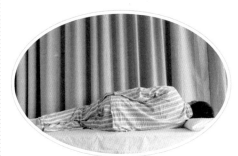

c. 侧卧位：适用于侧身部的
腧穴

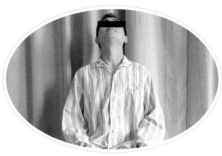

d. 仰靠坐位：适用于头面、
上肢、上胸部的腧穴

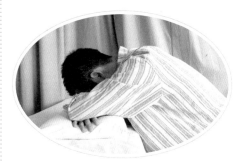

e. 俯伏坐位：适用于头顶、
枕项和肩背部的腧穴

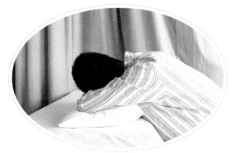

f. 侧伏坐位：适用于头颞、
面颊、颈侧部的腧穴

图 6-5 体位选择

穴位

根据病证选取相应的穴位或痛点（即阿是穴），并进行爪切定位，即以指甲在穴位上掐按出一个"十"字的痕迹，便于取穴准确，注意用力要柔和，以免皮肤破损。穴位的定位应符合"中华人民共和国国家标准——腧穴定位图（GB/T 221653–2008）"的定位规范。确定穴位后，患者肢体姿势不可随意变换，以防穴位移位。

第二节　操作步骤

水针疗法的操作步骤与常规的肌内注射相似，其作步骤流程见（图6-6）。

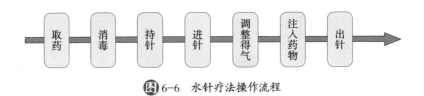

取药 → 消毒 → 持针 → 进针 → 调整得气 → 注入药物 → 出针

图6-6　水针疗法操作流程

一、取药

清洗双手

术者用肥皂水清洗双手，再以清水冲洗；亦可直接用消毒啫喱干洗双手。

核对信息

核对患者姓名、年龄、药名、浓度、剂量、时间、用法以及有无用药禁忌等。

吸取药液

1. 自安瓿内吸取药液

（1）消毒及折断安瓿：

用手指轻弹安瓿颈部，使安瓿尖端及颈部的药液流至体部（图6-7）。

用75%乙醇棉球消毒安瓿颈及砂轮（图6-8、图6-9）。

在安瓿颈划一锯痕（图6-10），若安瓿颈部有蓝色标记（图6-11），则不需锯痕。

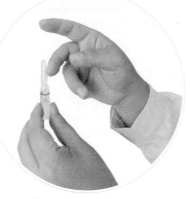

图 6-7　手指轻弹安瓿颈

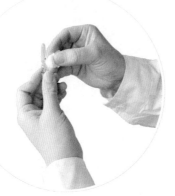

图 6-8　消毒安瓿颈

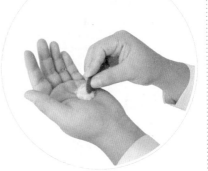

图 6-9　消毒砂轮

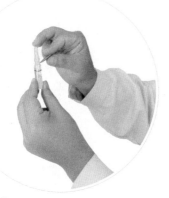

图 6-10　安瓿颈划一锯痕

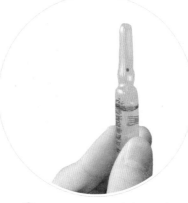

图 6-11　安瓿颈的蓝色标记点

再用75%乙醇棉球擦拭消毒锯痕处（图6-12），并用其包住瓶颈，在此处折断安瓿（图6-13、图6-14）。

（2）抽吸药液：

选择合适的注射器，并检查包装是否完好，然后从包装袋中取出，将针头斜面与注射器刻度调到一个水平面旋紧（图6-15）。

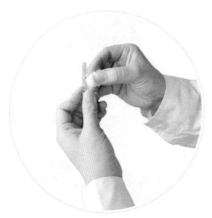

图 6-12　消毒棉球擦拭锯痕处

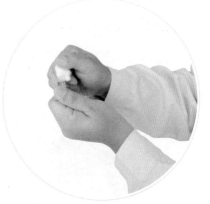

图 6-13　消毒棉球包住瓶颈

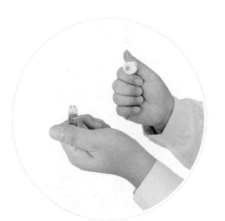

图 6-14　折断安瓿

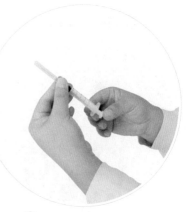

图 6-15　调整针头斜面

打开针头帽,稍来回抽动一下注射器活塞,调整注射器筒内压力以便于吸药(图6-16)。

将针头斜面向下放入安瓿内的液面下,左手食指、中指夹住安瓿,拇指、无名指和小指握住针筒,右手拇、食、中指持活塞,抽吸药液(图6-17),待药液快吸尽时,安瓿底部转向斜上方,以便于吸尽药液(图6-18),注意不得用手触及活塞体部。

自大安瓿中吸药(图6-19)。

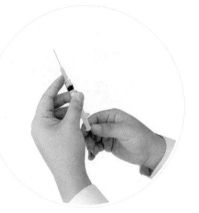

图 6-16　抽动注射器活塞

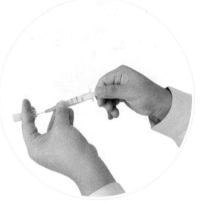

图 6-17　自小安瓿中抽吸药液

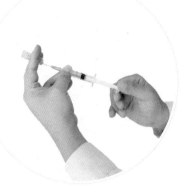

图 6-18　安瓿底部转向斜上方吸尽药液

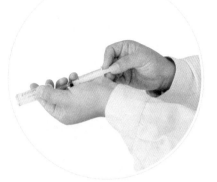

图 6-19　自大安瓿中取药

2. 自密封瓶内吸取药液

（1）启瓶消毒：

用启瓶器或小刀除去铝盖的中心部分（图6-20）。

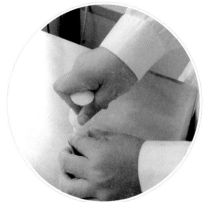
a. 开启前

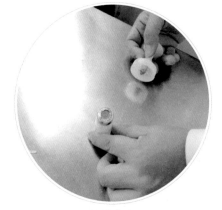
b. 开启后

图6-20　启瓶器除去铝盖中心部分

以碘酊、乙醇棉签消毒瓶塞顶部及周围，待干（图6-21、图6-22）。

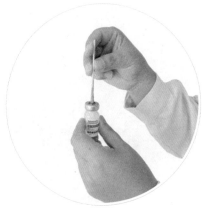
图6-21　消毒瓶塞顶部

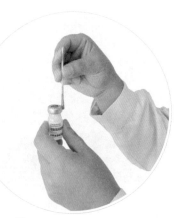
图6-22　消毒瓶塞周围

3. 注入空气

选择合适的注射器，注射器内吸入与所需药液等量的空气，将针头插入瓶内，注入空气（图6-23），如要吸取2ml药液，先注入2ml空气，目的是增加瓶内压力，以免瓶内抽吸时形成负压难以吸取药液。

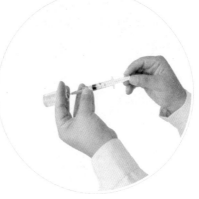

图 6-23　注入空气

4. 抽吸药液

倒转药瓶，使针头在液面以下，吸取药液至所需量（图6-24），转正药瓶，再以食指固定针栓，拔出针头（图6-25）。

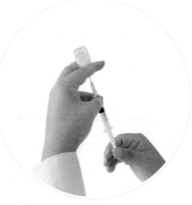

图 6-24　倒转药瓶，抽吸药液

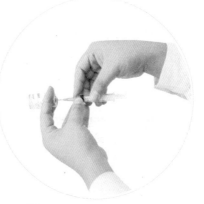

图 6-25　转正药瓶拔出针头

5. 排尽空气

将针头垂直向上，轻拉活塞，使针头中药液流入注射器（图6-26），并使气泡集于乳头口，轻推活塞，排出气体（图6-27）。排气时应防止浪费药液。

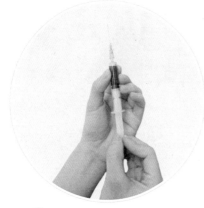
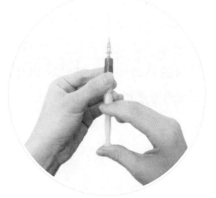

图 6-26　轻拉活塞，使药液
流入注射器

图 6-27　轻推活塞，排出气体

保持无菌

排气毕，将空安瓿套在针头上（图6-28a），再次核对后放入无菌巾内备用；也可套上针头套，但需将安瓿或药瓶放于一边，以便核对（图6-28b）。

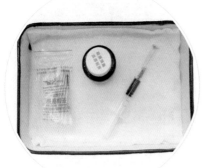
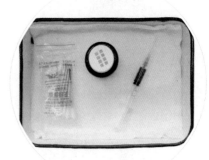

a. 空安瓿套在针头上

b. 套上针头套

图 6-28　注射器保持无菌

二、消毒

患者注射区域局部用止血钳夹无菌棉球或用无菌棉签蘸取消毒剂（安尔碘或碘伏），按无菌原则自中心向外旋涂擦 5cm×5cm 的区域 2 次，不留空隙，如以碘酊（即碘酒）消毒，需用 75% 的酒精脱碘（图 6-29）。

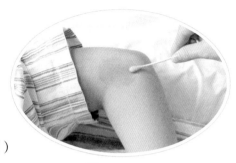

图 6-29　消毒

三、持针

注射器内空气排尽，右手持注射器，针头斜面向上，依据穴位所在的部位、注射器的规格等选择不同的持针方式。

◉ 执笔式

如手持钢笔的姿势，用拇指和食指在注射器前夹持，以中指抵住针栓，使其固定，防止松脱（图 6-30）。适用于各种注射器的操作，以及进针后的提插操作。

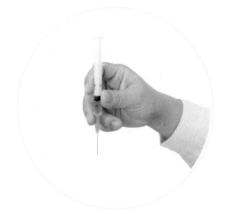
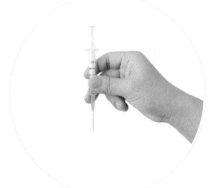

a. 正面　　　　　　　　　　　　　　　b. 侧面

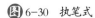 图 6-30　执笔式

掌握式

用拇指、中指、无名指握住注射器，将食指前伸抵按针头，小鱼际抵住活塞（图 6-31）。主要适用于斜刺或平刺，如背俞穴的进针可采用掌握式。

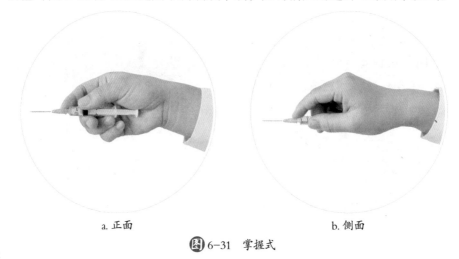

a. 正面　　　　　　　　　　　　　b. 侧面

图 6-31　掌握式

五指握持式

以拇指和其他四指对掌握持注射器，以小指抵住针栓，使其固定，防止松脱（图 6-32）。适用于短小或粗径注射器的操作。

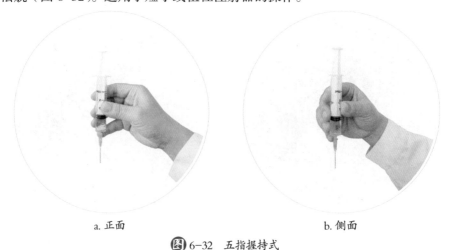

a. 正面　　　　　　　　　　　　　b. 侧面

图 6-32　五指握持式

四、进针

⬡ 进针方式

1. 单手进针

以执笔式或五指握持式握持注射器，针尖离穴位 0.5cm，用手部带动腕部力量，快速刺入（图 6-33）。这是较常用的进针方法，如曲池、肾俞、大肠俞、阳陵泉、足三里穴的进针。

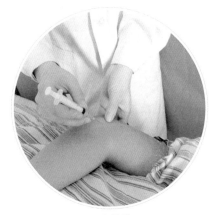 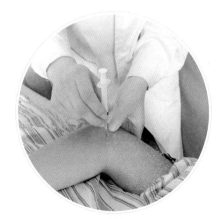

a. 进针前   b. 进针后

图 6-33   单手进针法

2. 舒张进针

对于皮肤松弛或有皱纹的部位，可将穴位两侧皮肤用左手拇、食指向两侧用力绷紧，以便进针。操作时应注意两指相对用力时要均衡固定皮肤，不能使锁定的注射点移动位置，然后右手持针从两指之间刺入穴位（图 6-34）。多用于腹部、臀部和颜面部的穴位进针。

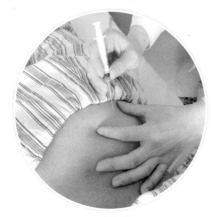 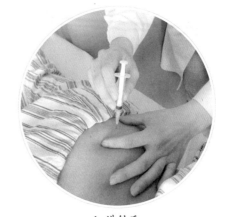

a. 进针前　　　　　　　　　　　　b. 进针后

图 6-34　舒张进针法

3. 提捏进针

左手拇、食指轻轻地提起所要刺入穴位两旁的皮肤，右手持针从捏起皮肤的前端刺入（图 6-35）。多用于皮肉浅薄或深部有重要脏器的部位，例如肩井穴的进针。

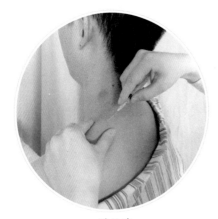 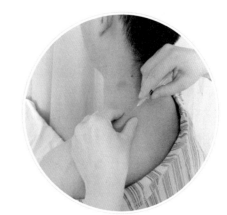

a. 进针前　　　　　　　　　　　　b. 进针后

图 6-35　提捏进针法

进针方向

（1）直刺

将针体垂直刺入皮肤，使针体与皮肤成90°角（图6-36）。适用于人体大多数穴位，浅刺和深刺都可应用，如足三里、阳陵泉等。

（2）斜刺

将针斜刺入皮肤，使针体与皮肤成45°角（图6-37）。适用于骨骼边缘和不宜深刺的穴位，如膀胱经第一、二侧线的穴位（第一侧线穴位向内斜刺，第二侧线向外斜刺）；有时为避开血管、肌腱以及瘢痕组织也宜倾斜进针。

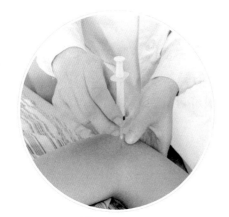

图 6-36　直刺

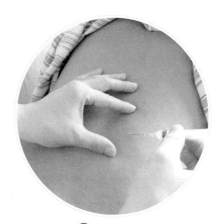

图 6-37　斜刺

（3）横刺

又称沿皮刺，平刺，是沿皮下进针横刺穴位的方法，针体与皮肤成15°角（图6-38）。适用于头面、胸背部穴位以及皮肉浅薄处的穴位，如列缺穴等。

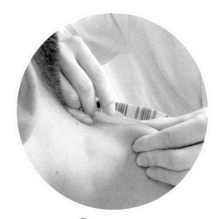

图 6-38　横刺

◎ 进针后感觉及操作

进针后患者可有不同的感觉，术者握持针头处也可获得各种不同的针下感觉，应细心分辨针头在不同组织中的进程情况，从而调整进针的方向、角度。

1. 患者感觉

麻木、触电以及放射感，表示刺中神经，此时，术者应退针少许，改变针刺角度，让患者麻木、触电感消失。

2. 术者感觉

（1）弹性抗阻感，表示刺入肌鞘、筋膜层。

（2）硬性阻力感，表示刺入骨膜。

（3）落空感，表示针尖通过组织进入某种空隙或腔隙。在危险区域注射时，该感觉往往提示下面可能有重要的脏器，一般来说，可先退针少许（但不要立即出针），此时，脏壁组织可自行回缩，稍待半分钟再缓慢出针。

（4）致密感，表示刺中韧带。

（5）突破感，表示针尖穿过筋膜、韧带，囊壁或病灶部位。此处上下往往是推注药物治疗的重点部位。

（6）搏动感，表示针尖位于大动脉近旁，当回抽有血时表明刺中血管，应退针调整，切勿立刻推注药液。

五、调整得气

针头刺入穴位后细心体察是否得气，即患者是否出现酸胀的感觉，或施术者手下是否有沉紧感。针尖达到所定深度后若得气感尚不明显，可将针退至浅层，调整针刺方向再次深入，或以执笔式持针，缓慢、小幅度的施行提插手法，直至患者出现酸胀的得气反应。

六、注入药物

患者产生得气感后，右手持注射器并固定深度，左手抽动活塞，如无回血，缓慢注入药液。如有回血，不可注入药液，应立即出针，用无菌棉签或无菌棉球压迫针孔 1~2 分钟，更换注射器以及药液后再进行注射。

具体注射方法有以下常用的三种：

1. 柔和慢注法

将针刺入穴位深部或病灶反应部位，待得气后缓慢柔和的推进药物。对于怕针、易晕针的患者，或首次接受穴位注射的患者，或应用刺激性较强的药物可采用此注射方法。一般推注 1ml 药液约 0.5~1 分钟。

2. 分层注药法

将针刺入穴位深部或病灶反应部位，待得气后推注入大部分药物，然后退针少许，将剩余的药物推入，以扩大药物的渗透作用层面。

在针灸学中，依据针刺的深浅程度可将穴位分为天、人、地三个层次，天部为浅层，一般指皮肤及皮下组织层；地部为深层，一般是指的肌肉深部，人部则位于天部与地部之间（图 6-39）。穴位注射的分层注药法，即将药物的大部分注入地部，退针少许后将少部分药物推入人部或天部。

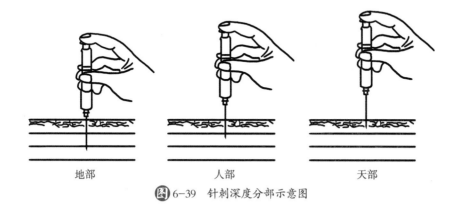

地部　　　　　　　　人部　　　　　　　　天部

图 6-39　针刺深度分部示意图

此方法一般用于皮肉较丰厚的穴位（如环跳、大肠俞等）或痛点，且患者痛感广而深，在地部先推注大部分药液（约药量的 2/3~3/4），然后退针至人部或天部，注入剩余药液。

3. 退针匀注法

针刺入穴位一定的深度或病灶部位，在得气后推注一定量的药物，然后在匀速缓慢退针的同时，均匀地推注药物直至浅部。退针与推药要同步协调，行走成一条直线，保持平稳，推药要有连贯性，不可时断时续。

七、出针

根据针刺的深浅选择不同的出针方式。

浅刺的穴位出针时用左手持无菌棉签压于穴位旁，右手快速拔针而出。

深刺的穴位出针时先将针退至浅层，稍待后缓缓退出。

针下沉紧或滞针时，不应用力猛拔，宜先轻轻拍打注射点周围以宣散气血，待针下感觉轻滑后方可出针。出针后如发现针孔溢液或出血，可用无菌棉签球或无菌棉球压迫 1~2 分钟。

第三节　操作后处理

注射完毕后整理好用物，使用过的注射器、针头应收集起来送交相关科室处理后再弃置，不可随意丢弃，以防病原微生物污染环境。

嘱患者保持舒适的体位休息 5~10 分钟，以便观察是否出现不良反应。

穴位注射的间隔时间：对于同一组穴位，两次注射宜间隔 1~2 天；穴位注射两个疗程间宜相隔 5~7 天；水针疗法一个疗程的治疗次数取决于疾病的性质及特点，以 3~10 次为宜。

第七章

操作注意事项和禁忌

一、注意事项

1. 治疗前应对患者说明治疗的特点和治疗时会出现的相关反应。

2. 药液现用现配，以免放置时间过长导致药物被污染或效价降低。

3. 药物应在有效期内使用。

4. 注意药物的性能、药理作用、剂量、药物禁忌、不良反应以及过敏反应。注射操作均应在药敏实验结束并合格的前提下进行。

5. 根据药液的量、黏稠度和刺激的强度以及穴位所在部位选择合适的针头。

6. 应该尽量避免在硬结、瘢痕、发炎、皮肤病、瘀血及水肿等处注射。

7. 注射前应排尽注射器内空气。

8. 回抽针芯见血或积液时应立即出针，用无菌棉球或无菌棉签压迫针孔1~2分钟，更换注射器以及药液后再进行注射。

9. 初次治疗以及年老体弱者注射时，最好采取卧位姿态，一次注射的穴位不宜过多，药量应酌情减少。

10. 酒后、饭后以及强体力劳动后不宜进行水针疗法。

11. 体质过分虚弱或有晕针史的患者不宜进行水针疗法。

12. 耳穴注射应选用易于吸收、无刺激的药物，注射不应过深，以免注入骨膜内。

13. 眼区穴位要注意进针角度和深度，不宜做提插捻转。

14. 胸背部穴位注射，应平刺进针，针尖斜向脊柱。

⑮ 下腹部进行水针疗法前应先令患者排尿，以免刺伤膀胱。

⑯ 长期使用水针疗法的病人应交替更换注射部位。

⑰ 注意无菌操作，防止感染发生。

⑱ 两种药物注射时，应注意药物的禁忌，最好在不同部位注射。

二、禁忌

❶ 禁止将药物注入血管内。

❷ 禁针的穴位和部位禁止使用水针疗法。

❸ 孕妇的下腹、腰骶部禁止使用水针疗法。

❹ 表皮破损的部位禁止使用水针疗法。

第八章

意外情况处理与预防

水针疗法一般是比较安全的，但如疏忽大意、操作不慎，或对解剖不了解，在临床上也会出现一些不良反应或意外情况，常见的有以下几种。

1. 晕针

晕针是在注射过程中发生的晕厥现象。

原因：年老体弱或患者体虚，精神过度紧张，或医者针刺过重，注药过快，药量过大而致。

表现：患者突然出现精神疲倦、头晕、目眩、面色苍白、恶心欲吐、汗出、心慌、四肢发凉、血压下降、脉沉细；重者可出现神志昏迷跌仆，唇甲青紫，二便失禁，大汗，四肢厥冷，脉微细欲绝。

处理：立即停止注射，拔出注射器，使患者头低位平卧，注意保暖，轻者一般休息片刻，饮温开水或糖水后，即可恢复。重者在上述处理的基础上，可掐人中、内关、足三里或灸百会、关元、气海；若仍不省人事，应考虑配合其他急救方法进行处理。

预防：初次接受水针疗法治疗或精神过度紧张，年老、体弱者，首先做好解释，消除其顾虑，同时选择舒适持久体位，一般宜卧位，选穴宜少，刺激要轻，注射剂量要小，推注时应缓慢。如患者饥饿、疲劳、大汗、大渴时，应令其进食、休息，饮水后再进行治疗。

2. 血肿

血肿是指注射部位的皮下出血而引起的肿痛，临床较常见。

原因：注射针头带钩毛，使皮肉受损或刺伤血管所致。

表现：出针后，注射局部出现肿胀疼痛，继而出现青紫色。

处理：小量出血的局部小块青紫，一般不必处理，可自行消退。若出血较多，局部肿胀疼痛较剧烈，青紫面积较大而影响到活动功能时，可先冷敷止血，再做热敷或局部轻度按摩，以促进瘀血消散吸收。

预防：仔细检查针具，熟悉解剖部位，避开血管进针，出针时应立即用消毒干棉签按压针孔片刻。

3. 周围神经损伤

是指在注射或进针的过程中损伤了神经干，这是临床较为严重也较为常见的一类损伤，有学者统计，在医源性周围神经损伤中，药物注射所致的案例多于手术切割、小夹板或石膏固定、产瘫等其他四大原因。若进针小心，注射适当，是完全可以避免的。

原因：不熟悉局部解剖知识；进针过快过猛；进针或推注时未避开神经干；在神经干附近注药且刺激性大或剂量过大或推注过快。此外，临床报道的案例中神经损伤患者以儿童较为常见，其原因多是注射操作者对儿童与成人的生理差异重视不够而造成。

表现：患者有剧烈的触电感，剧痛，若处理不及时或损伤严重，日久会在神经支配的部位出现麻木感，肌肉萎缩，活动无力，肌电图显示神经传导速度减慢。水针疗法导致的周围神经损伤主要有以下几个特点：①损伤的神经主要涉及四肢，以坐骨神经、桡神经较为多见。②涉及的经穴多位于神经通过区域。③涉及的药物具有浓度高、酸碱度大、刺激性强的特点。

处理：一旦出现神经损伤的表现，应立即停止推注，将注射器拔出，对周围神经损伤的治疗宜在伤后3周内进行，且愈早愈好。治疗关键在于早期改善血液循环，防止粘连及瘢痕的形成；给予神经营养药物，促使神经恢复。后期治疗主要是促进神经的再生及生理功能的恢复，可采取按摩、针灸、功能锻炼的方式。轻度损伤或损伤小的神经支，一般处理后短期可以恢复，若损伤大的神经干或损伤严重，应采取综合方法及时治疗。

预防：熟悉解剖知识，避开神经干，或浅刺达不到神经干所在的部位，如神经干较浅，可超越神经干的深度以及避开神经干。进针时不可一次性进针过深，应先浅刺透皮，然后缓慢进针，如出现触电感，提示针尖已触到神经干，须退针，改换角度。进针时，针尖的切面应与神经的走行相一致。在神经干附近应用水针疗法时，应选用刺激小的药物且注射剂量不宜过大，推注速度不宜过快。如环跳位于坐骨神经经过处，阳陵泉附近有腓总神经，内关位于正中神经所到之处，足三里下有腓深神经等，针刺这些穴位接近神经时方有针感，故在使用水针疗法时应慎重，禁用刺激性强的药物。

4. 感染

是指注射部位发生感染的现象，是临床较严重的失误。若消毒严格是完全可以避免的。

原因：消毒不严格，细菌侵袭注射部位。

表现：注射局部出现红肿热痛甚至化脓。

处理：如仅表现轻度发红或红肿，可在局部消毒、消炎处理，一般短时间内可消失。如出现红肿热痛，且范围较大，在上述处理的同时口服或外用消炎的药物。若细菌随针头侵入，化脓部位较深，则应请外科医生协助处理。

预防：按常规对针具、患者皮肤严格消毒，尤其是较长时间或一次多穴注射者更应严格消毒。注射后在短时间内应避免注射部位接触不洁之物，24小时之内应避免洗澡。注射前，医者的手也应用肥皂水洗净后，用75%的酒精棉球擦拭消毒。

5. 创伤性气胸

指因操作不当或进针过深损伤胸膜及肺脏使气体进入胸膜内，压迫肺脏而致。在内脏损伤中创伤性气胸最为常见，严重者可造成水胸或脓胸，甚至造成死亡，因此应特别注意。

原因：主要是在胸部、背部、锁骨附近及肩颈部位的穴位注射时，进针过深，伤及肺脏，使气体进入胸膜腔所致。

表现：刺后患者突然出现胸痛、胸闷、心慌、呼吸不畅；严重者呼吸困难、心跳加快、紫绀、出汗、虚脱、血压下降、休克。症状的轻重与漏入胸膜腔气体的多少和气胸的性质有关。进入的气体越多，症状越严重。若为张力性气胸，气体随呼吸逐渐进入胸膜腔，症状越来越严重，有时可很快造成死亡。有的病例，在针刺当时没有明显异常现象，数小时后才逐渐出现胸痛，呼吸困难等症状，应加以注意。针刺胸背部或前胸穴位后，如患者发生虚脱、出汗、憋气等症状，不能只想到单纯的晕针，必须考虑到继发气胸的可能性。查体：胸部叩诊呈过度反响，听诊肺泡呼吸音明显降低或消失，严重者气管向健侧移位，X线透视检查，可观察到漏出气体的多少和肺组织受压迫情况。

处理：如进入胸膜腔的气体不多，症状较轻，且创口已闭者，一般气体可自行吸收。患者应半卧休息，给予镇咳，消炎等处理。如进入气体较多，症状严重时，可作胸腔穿刺抽气减压。作为临时措施，一般可在锁骨中线第二肋间隙处（或在腋中线、腋后线处亦可），用18号穿刺针作胸穿抽气。如病情严重，呼吸困难、紫绀、休克等，除临时处理外，还应给予吸氧及抗休克治疗。

预防：注射进针时，医生应集中精力，根据病人的体形胖瘦灵活掌握刺入深度，尤其是胸肋部、上背部、锁骨附近的穴位，应严格按各穴的针刺深度、角度和方向操作。

水针疗法
的应用非常广泛，配合
相应的药物，目前已被用于临
床各科病证的治疗。临床实践表明，
许多病证应用水针疗法可以得到痊愈，
有些病证的治疗配合水针疗法可以缩短
病程。本篇通过对大量临床资料进行
分析和总结，从中选取了 32 种水
针疗法治疗较多的病证，对其
临床应用进行介绍。

临床篇

第九章

头面躯体病证

神经根型颈椎病

概述

颈椎病又称颈椎综合征，是指颈椎及周围的软组织，如椎间盘、黄韧带、脊髓鞘膜等发生病理改变，导致颈神经根、颈脊髓、椎动脉及交感神经受到压迫或刺激而产生的各种症状。本病是 40 岁以上中老年人的常见病、多发病。颈椎病按其受压部位不同，一般可分为颈型、神经根型、脊髓型、交感型、椎动脉型等。

神经根型颈椎病为一侧颈神经根受压，症状以一侧颈肩臂麻木、疼痛为多见，活动颈部时，疼痛加重，少数为两侧同时出现，颈椎棘突旁可触摸到条索状硬结，有压痛或呈放射痛。

病因病机

中医学认为本病因年老体弱，肝肾不足，气血渐衰，督脉空虚，筋骨失养；或久坐耗气，劳损筋肉；或感受外邪，客于经脉；或跌仆损伤，使颈部经络受阻，气血瘀滞，导致颈部疼痛、僵硬、酸胀，上肢疼痛麻木等症状。

治疗

处方

主穴：颈夹脊、大椎、风池、阿是穴。

配穴：症状延及肩项可配肩井，延及手臂可配手三里、合谷。

注射药物：可选用复方当归注射液、复方丹参注射液、维生素 B_{12} 注射液等。

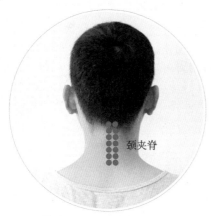

颈夹脊：在脊柱区，第1颈椎至第7颈椎棘突下，后正中线旁开0.5寸，一侧7穴（图9-1）。

图9-1 颈夹脊的体表位置

大椎：在脊柱区，第7颈椎棘突下凹陷中，后正中线上（图9-2）。

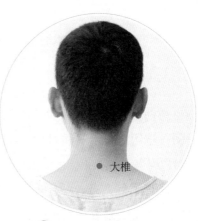

图9-2 大椎的体表位置

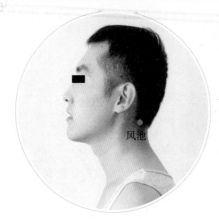

图9-3 风池的体表位置

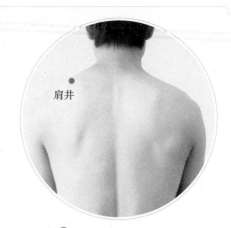

图9-4 肩井的体表位置

风池：在颈后区，枕骨之下，胸锁乳突肌上端与斜方肌上端之间的凹陷中（图9-3）。

肩井：在肩胛区，第7颈椎棘突与肩峰最外侧点连线的中点（图9-4）。

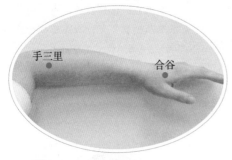

手三里：在前臂，肘横纹下2寸，阳溪与曲池连线上（图9-5）。

合谷：在手背，第2掌骨桡侧的中点处（图9-5）。

图9-5 手三里、合谷的体表位置

操作

注射药量：

（1）选用复方当归注射液：用5ml一次性无菌注射器抽吸复方当归注射液2ml，维生素B_{12}注射液1ml，药液混合摇匀。

（2）选用复方丹参注射液：用10ml一次性无菌注射器抽吸复方丹参注射液4ml，维生素B_{12}注射液1.5ml，药液混合摇匀（穴位注射时建议换用6号或7号针头）。

每次选择 3~5 个穴位进行注射，穴位可交替使用，每穴每次注射 0.5~1ml，一般皮肉浅薄处药量宜少，皮肉丰厚处可稍多。

进针角度：风池进针时，针尖略斜向下，向鼻尖方向刺入；大椎向上斜刺；颈夹脊、手三里、合谷直刺；肩井平刺，提捏进针。

注射方法：穴位皮肤常规消毒后，左手固定穴位处皮肤，右手持针快速进针至一定深度，稍作提插得气后，经回抽无血，采用柔和慢注法将药液注入。

频率及疗程：隔日 1 次，7~10 次为 1 个疗程。

偏头痛

概述

偏头痛是由神经、血管性功能失调引起的一类反复发作且多为单侧搏动性头痛的疾病，常伴有恶心、呕吐，对光及声音过敏等特点，属中医学"头风""头痛"范畴。本病与遗传有关，部分患者可在头部、脑外伤后出现，某些脑神经递质（如 5- 羟色胺）也可诱发，以年轻女性居多，疼痛多为中、重度。头痛可出现于围绕头或颈部的任何部位，多位于颞侧、额部、眶部。一般为单侧痛，也可为双侧痛，甚至发展为全头痛，疼痛开始时为激烈的搏动性疼痛，后转为持续性钝痛。任何时间均可发作，但以早晨起床时为多发，症状可持续几小时到几天。典型的偏头痛有先兆症状，如眼前闪光、暗点、黑矇、视野缺损、视物变形等。

病因病机

中医认为，本病多与情志因素，风火痰浊有关。情志不遂，肝气郁滞，郁而化火；或恼怒急躁，肝阳上亢，风火循肝胆经脉上冲头部；或体内素有痰湿，随肝阳上冲而循经走窜，留滞于头部少阳经脉，使经络痹阻不通，不通则痛。

治疗

❀ 处方

选穴：风池、太阳、率谷、印堂、阳陵泉、足三里。

注射药物：可选用当归注射液、盐酸川芎嗪注射液、维生素 B_{12} 注射液、天麻素注射液等。

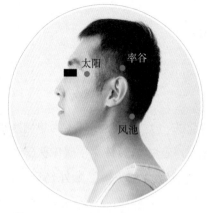

图9-6 风池、太阳、率谷的体表位置

风池：在颈后区，枕骨之下，胸锁乳突肌上端与斜方肌上端之间的凹陷中（图9-6）。

太阳：在头部，当眉梢与目外眦之间，向后约一横指的凹陷中（图9-6）。

率谷：在头部，耳尖直上入发际1.5寸（图9-6）。

印堂：在头部，两眉毛内侧端中间的凹陷中（图9-7）。

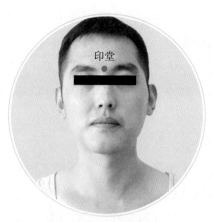

图9-7 印堂的体表位置

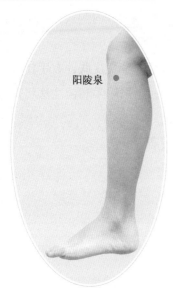

图 9-8　阳陵泉的体表位置

阳陵泉：在小腿外侧，腓骨头前下方凹陷中（图 9-8）。

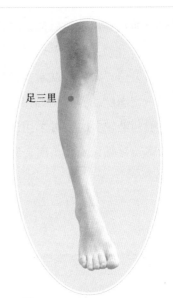

图 9-9　足三里的体表位置

足三里：在小腿外侧，犊鼻下 3 寸，胫骨前肌外一横指（中指）处，犊鼻与解溪连线上（图 9-9）。

操作

注射药量：

（1）选用当归注射液：用 5ml 一次性无菌注射器吸入当归注射液 4ml。

（2）选用盐酸川芎嗪注射液：用 5ml 一次性无菌注射器吸入川芎嗪注射液 1ml（20mg），维生素 B_{12} 注射液 1.5ml，药液混合摇匀。

（3）选用天麻素注射液：用 5ml 一次性无菌注射器抽取天麻素注射液 3ml。

每次选择 2~4 个穴位注射，穴位可交替使用，头面部穴位每次建议药量为 0.2~0.5ml，其他穴位 1~2ml；头面部穴位建议使用 4.5 号或 5 号针头。

进针角度：风池进针时，针尖略斜向下，向鼻尖方向刺入；太阳、阳陵泉、足三里直刺；率谷平刺；印堂平刺，提捏进针。

注射方法：穴位皮肤常规消毒后，左手固定穴位处皮肤，右手持针快速进针至一定深度，稍作提插得气后，经回抽无血，采用柔和慢注法将药液注入，注射药液较多时，可采用退针匀注法。

频率及疗程：隔日 1 次，5~10 次为 1 个疗程。

肩周炎

概述

肩周炎是以肩关节周围组织长期固定疼痛、活动受限为主症的疾病，也称肩关节周围炎。由于本病多由风寒邪气侵袭，也称为"漏肩风"；本病好发于 50 岁左右的成人，俗称"五十肩"；因患肩后期常出现肩关节的粘连，肩部呈现固结状，活动明显受限，故又称"冻结肩""肩凝症"等。其主要症状为颈肩持续疼痛，患侧上肢抬高、旋转、前后摆动受限，遇风遇冷感觉有沉重隐痛。如不及时治疗，拖延日久可使关节粘连，患侧上肢变细、无力，甚至形成废用性萎缩。其疼痛特点是患侧上肢一动就痛，不动不痛或稍痛，梳头、穿衣、提物、举高困难，发作严重时疼痛难忍、彻夜不眠。

病因病机

本病多由风寒侵袭、劳损、体虚等因素引起，使肩部经络阻滞不通或失养而致。肩部感受风寒邪气，使气血闭阻；或劳作过度、外伤损及筋脉，气滞血瘀；或年老气血不足，筋骨失养而衰颓，皆可使肩部脉络气血不利，不通则痛或不荣则痛。

治疗

● 处方

主穴：肩前、肩髃、肩髎、天宗、臂臑、条口。

配穴：疼痛延及手臂可配曲池、外关。

注射药物：可选用当归注射液、丹参注射液、曲安奈德注射液、红茴香注射液、维生素 B_{12} 注射液、2%盐酸利多卡因注射液等。

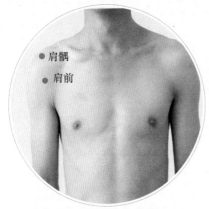

肩前：在肩前区，正坐垂肩，腋前皱襞顶端与肩髃连线的中点（图9-10）。

肩髃：在三角肌区，肩峰外侧缘前端与肱骨大结节两骨间凹陷中（图9-10）。

📕 9-10 肩前、肩髃的体表位置

肩髎：在三角肌区，肩峰角与肱骨大结节两骨间凹陷中（图9-11）。

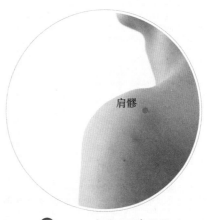

📕 9-11 肩髎的体表位置

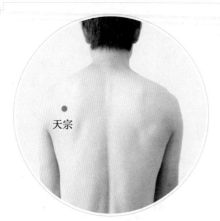

图 9-12 天宗的体表位置

天宗：在肩胛区，肩胛冈中点与肩胛骨下角连线上 1/3 与下 2/3 交点凹陷中（图 9-12）。

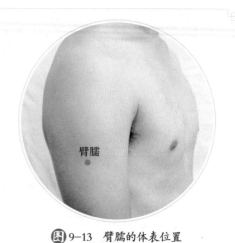

图 9-13 臂臑的体表位置

臂臑：在臂部，曲池上 7 寸，三角肌前缘处（图 9-13）。

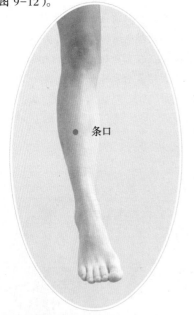

图 9-14 条口的体表位置

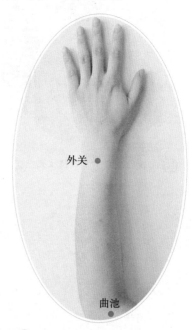

图 9-15 曲池、外关的体表位置

条口：在小腿外侧，犊鼻下 8 寸，犊鼻与解溪连线上（图 9-14）。

曲池：在肘区，尺泽与肱骨外上髁连线的中点处（图 9-15）。

外关：在前臂后区，腕背侧远端横纹上 2 寸，尺骨与桡骨间隙中点（图 9-15）。

操作

注射药量：

（1）选用当归注射液：用 5ml 一次性无菌注射器吸入当归注射液 2ml，红茴香注射液 1ml，维生素 B_{12} 注射液 1ml，2%盐酸利多卡因注射液 1ml，药液混合摇匀。

（2）选用丹参注射液：用 5ml 一次性无菌注射器吸入丹参注射液 4ml。

（3）选用曲安奈德注射液：用 10ml 一次性无菌注射器吸入曲安奈德注射液 2~4ml，维生素 B_{12} 注射液 1~2ml，再抽取 2%盐酸利多卡因注射液 2ml，药液混合摇匀（注射时建议换用 6 号或 7 号针头）。

每次选择 3~5 个穴位进行注射，穴位可交替使用，每穴每次建议药量为 1~2ml，皮肉浅薄处药量宜少，皮肉丰厚处可稍多。

进针角度：肩前穴，由下往上呈约 45°角斜刺进针；天宗直刺或斜刺；其他穴位直刺。

注射方法：穴位皮肤常规消毒后，左手固定穴位处皮肤，右手持针快速进针至一定深度，稍作提插得气后，经回抽无血，采用柔和慢注法将药液注入，注射药液较多时，可采用退针匀注法。

频率及疗程：隔 2 日注射 1 次，如病人局部酸胀明显的，可调整为 5 日 1 次或一周 1 次，7~10 次为 1 个疗程。

腰　痛

概述

腰痛，又称为"腰脊痛"，是以自觉腰部疼痛为主症的一类病证。该病常见于西医学的腰部软组织损伤、脊间韧带损伤、肌肉风湿、腰椎及椎间盘病变及部分内脏病变等。一般来说，腰部的肌肉、韧带和关节发生损伤、病变都可以导致腰痛。腰部姿势不当或长期过度用力可导致腰部软组织慢性劳损；外力可引起脊柱小关节周围韧带的撕裂、关节损伤，椎间盘突出或脱出；年老腰椎退行性改变常可发生腰椎增生。此外，妇女的盆腔疾患及肾脏病变常可放射到腰部引起疼痛。

本病病因主要与外感、跌仆挫伤、劳累过度等因素有关。感受风寒，或坐卧湿地，风寒水湿之邪浸渍经络，经络之气阻滞；或腰部闪挫撞击伤未全恢复，或长期从事较重的体力劳动，经筋、络脉受损，瘀血阻络；上述因素可导致腰部经脉痹阻，不通则痛。素体禀赋不足，或年老精血亏衰，或房劳过度，损伐肾气，"腰为肾之府"，腰部脉络失于温煦、濡养，也会引起疼痛。

治疗

处方

选穴：腰夹脊、肾俞、大肠俞、阳陵泉、环跳、委中、足三里、阿是穴。

注射药物：可选用当归注射液、红茴香注射液、维生素 B_{12} 注射液等。

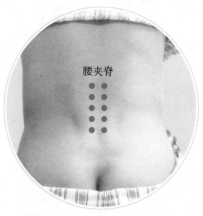
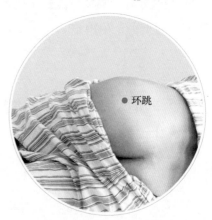

图 9-16　腰夹脊的体表位置　　图 9-17　环跳的体表位置

腰夹脊：在脊柱区，第1腰椎至第5腰椎棘突下，后正中线旁开0.5寸，一侧5穴（图9-16）。

环跳：在臀部，股骨大转子最凸点与骶管裂孔连线的外 1/3 与内 2/3 交点处（图9-17）。

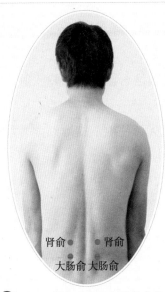

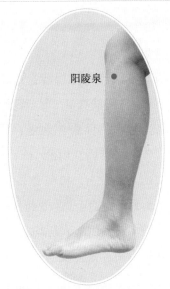

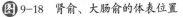

图 9-18　肾俞、大肠俞的体表位置

图 9-19　阳陵泉的体表位置

肾俞：在脊柱区，第2腰椎棘突下，后正中线旁开1.5寸（图9-18）。

大肠俞：在脊柱区，第4腰椎棘突下，后正中线旁开1.5寸（图9-18）。

阳陵泉：在小腿外侧，腓骨头前下方凹陷中（图9-19）。

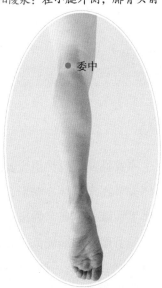

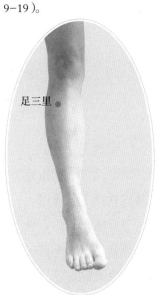

图 9-20　委中的体表位置

图 9-21　足三里的体表位置

委中：在膝后区，腘横纹中点（图9-20）。

足三里：在小腿外侧，犊鼻下3寸，胫骨前肌外一横指（中指）处，犊鼻与解溪连线上（图9-21）。

◉ 操作

注射药量：

（1）选用当归注射液：用 5ml 一次性无菌注射器抽取当归注射液 2ml，维生素 B$_{12}$ 注射液 2ml，混合药液摇匀。

（2）选用红茴香注射液：用 5ml 一次性无菌注射液抽取红茴香注射液 2ml，2% 利多卡因注射液 1ml，混合药液摇匀。

以阿是穴为主，再配合 2~3 个穴位，穴位可交替使用，每穴每次建议药量为 0.5~2ml，皮肉浅薄处药量宜少，皮肉丰厚处可稍多。

进针角度：以上穴位均直刺进针，环跳穴采用舒张直刺进针。

注射方法：穴位皮肤常规消毒后，左手固定穴位处皮肤，右手持针快速进针至一定深度，稍作提插得气后，经回抽无血，采用柔和慢注法将药液注入，注射药液较多时，可采用退针匀注法。

频率及疗程：隔日 1 次，5 次为 1 个疗程。

膝关节骨性关节炎

概述

膝关节骨性关节炎指膝关节关节面软骨发生原发性或继发性退变及结构紊乱，伴随软骨下骨质增生、软骨剥脱，从而使关节逐渐破坏、畸形，最终发生膝关节功能障碍的一种退行性疾病，又称增生性膝关节炎。临床上以中老年发病最常见，女性多于男性，主要表现为膝关节疼痛和僵硬，早晨起床时较明显，活动后减轻，活动多时又加重，休息后症状缓解。后期疼痛持续，关节活动明显受限，股四头肌萎缩，关节积液，甚至出现畸形和关节内游离体。膝关节屈伸活动时可扪及摩擦音。本病导致的痛苦和残疾严重地损害患者的生存质量，并且已经成为当今社会面临的严重的社会经济负担之一。

病因病机

中医学认为本病与外感风寒湿热等邪气和人体正气不足有关。风寒湿热之邪乘虚而入，致使气血凝涩，筋脉痹闭，久而关节变形，活动受限，形成骨痹；或外伤劳损致膝关节内外组织损伤，脉络受损，血溢于外，阻塞经络，致气滞血瘀，经络受阻，膝关节及周围组织失养，致肌肉痿软无力；或脾虚，运化失司，湿浊内聚，痰饮内生，流于四肢关节，阻滞经脉，引起关节疼痛、重着、僵硬，关节肿胀等；或肝肾亏虚，筋骨失养，渐至筋挛，关节变形，不得屈伸。

治疗

处方

选穴：内膝眼、犊鼻、足三里、鹤顶、血海、梁丘、阳陵泉、委中。

注射药物：可选用当归注射液、丹参注射液、维生素 B_{12} 注射液、2%利多卡因等。

内膝眼：在膝部，髌韧带内侧凹陷处的中央（图9-22）。

犊鼻：在膝前区，髌韧带外侧凹陷中（图9-22）。

足三里：在小腿外侧，犊鼻下3寸，胫骨前肌外一横指（中指）处，犊鼻与解溪连线上（图9-22）。

鹤顶：在膝前区，髌底中点的上方凹陷中（图9-22）。

血海：在股前区，髌底内侧端上2寸，股内侧肌隆起处（图9-22）。

梁丘：在股前区，髌底上2寸，股外侧肌与股直肌肌腱之间（图9-22）。

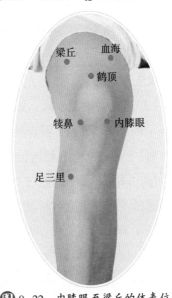

图9-22　内膝眼至梁丘的体表位置

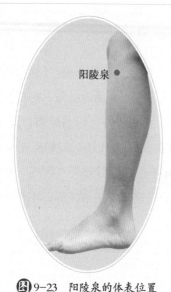

图9-23　阳陵泉的体表位置

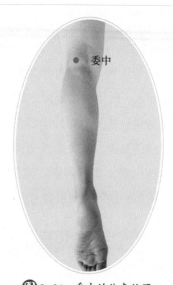

图9-24　委中的体表位置

阳陵泉：在小腿外侧，腓骨头前下方凹陷中（图9-23）。

委中：在膝后区，腘横纹中点（图9-24）。

操作

注射药量：

（1）选用当归注射液：用10ml一次性无菌注射器抽取当归注射液4ml，2%利多卡因2ml、维生素B_{12}注射液1mg，混合药液摇匀（穴位注射时换用6号或7号针头）。

（2）选用丹参注射液：用5ml一次性无菌注射器抽取丹参注射液3ml，2%利多卡因注射液1ml，混合药液摇匀。

每次选择3~5个穴位进行注射，各穴的注射药量据其具体部位的不同有所差异，每穴每次建议药量为0.5~2ml，皮肉浅薄处药量宜少，皮肉丰厚处可稍多。

进针角度：以上穴位均采用直刺进针。

注射方法：穴位皮肤常规消毒后，左手固定穴位处皮肤，右手持针快速进针至一定深度，稍作提插得气后，经回抽无血，采用柔和慢注法将药液注入，注射药液较多时，可采用退针匀注法。

频率及疗程：隔日1次，5~7次为1个疗程。

坐骨神经痛

 概述

　　坐骨神经痛是指多种病因所致的，沿腰、臀、大腿后侧、小腿后外侧及足外侧放射性疼痛为主要症状的综合征，中医称"腰腿痛"。坐骨神经痛分为根性坐骨神经痛和干性坐骨神经痛两种，临床上以根性坐骨神经痛多见。本病多见于中老年男子，以单侧较多，起病急骤，首先感到下背部酸痛和腰部僵直感，或者在发病前数周，在走路和运动时，下肢有短暂的疼痛，以后逐步加重而发展为剧烈疼痛，疼痛由腰部、臀部或髋部开始，向下沿大腿后侧、腘窝、小腿外侧和足背扩散，在持续性疼痛的基础上有一阵阵加剧的烧灼样或者针刺样疼痛，夜间更严重。

病因病机

　　中医认为因腰部闪挫、劳损、外伤等原因，可损伤筋脉，导致气血瘀滞，不通则痛。久居湿地，或涉水冒雨，汗出当风，衣着单薄等，风寒湿邪入侵，痹阻腰腿部；或湿热邪气浸淫，或湿浊郁久化热，或机体内蕴湿热，流注膀胱经者，均可导致腰腿痛。本病以腰或臀、大腿后侧、小腿后外侧及足外侧以放射性、电击样、烧灼样疼痛为主症，主要属足太阳、足少阳经脉和经筋病证。

 治疗

　🔹 处方

　　取穴：环跳、腰夹脊、肾俞、委中、承山、阳陵泉、悬钟。
　　注射药物：可选用当归注射液、黄芪注射液、维生素 B_{12} 注射液等。

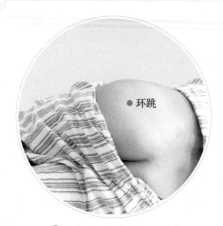

图9-25　环跳的体表位置

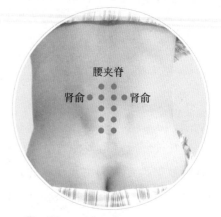

图9-26　腰夹脊、肾俞的体表位置

环跳：在臀部，股骨大转子最凸点与骶管裂孔连线的外1/3与内2/3交点处（图9-25）。

腰夹脊：在脊柱区，第1腰椎至第5腰椎棘突下，后正中线旁开0.5寸，一侧5穴（图9-26）。

肾俞：在脊柱区，第2腰椎棘突下，后正中线旁开1.5寸（图9-26）。

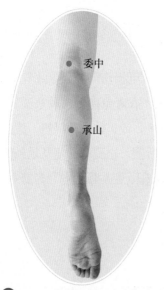

图9-27　委中、承山的体表位置

委中：在膝后区，腘横纹中点（图9-27）。

承山：在小腿后区，腓肠肌两肌腹与肌腱交角处（图9-27）。

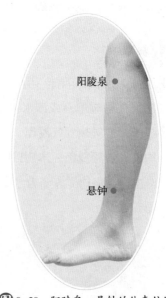

图9-28　阳陵泉、悬钟的体表位置

阳陵泉：在小腿外侧，腓骨头前下方凹陷中（图9-28）。

悬钟：在小腿外侧，外踝尖上3寸，腓骨前缘（图9-28）。

操作

注射药量：

（1）选用当归注射液：用 10ml 一次性无菌注射器吸取当归注射液 4ml，维生素 B$_{12}$ 注射液 2ml，混合药液摇匀（穴位注射时换用 6 号或 7 号针头）。

（2）选用黄芪注射液：用 5ml 一次性无菌注射器吸取黄芪注射液 3ml，维生素 B$_{12}$ 注射液 2ml，混合药液摇匀。

每次选择 3~5 个穴位进行注射，穴位可交替使用，环跳穴每次可注射混合液 2~3ml，其余每穴注射 0.5~1.5ml，皮肉浅薄处药量宜少，皮肉丰厚处可稍多。

进针角度：以上穴位均采用直刺进针。

注射方法：穴位皮肤常规消毒后，左手固定穴位处皮肤，右手持针快速进针至一定深度，稍作提插得气后，经回抽无血，采用柔和慢注法将药液注入，注射药液较多时，可采用退针匀注法。

频率及疗程：隔日 1 次，5 次为 1 个疗程。

面神经炎

概述

面神经炎是以一侧口眼歪斜为主要症状的一种疾病，中医又称"口僻""口眼歪斜"，本病通常急性发作，突然一侧面部表情肌瘫痪，额部皱纹消失、眉毛低下、眼裂扩大、口角下垂，病人不能皱额、促眉、闭目、鼓腮、吹哨，舌前部味觉减退，病侧外耳道或耳后乳突区疼痛或压痛。西医学系指茎乳突孔内急性非特异性面神经炎症，亦称周围性面神经麻痹或 Bell 麻痹。

病因病机

中医学认为本病因劳作过度，机体正气不足，脉络空虚，卫外不固，风寒或风热乘虚入中面部经络，致气血瘀阻，经筋功能失调，筋肉失于约束，出现口眼歪斜。面神经炎包括眼部和口颊部筋肉症状，由于足太阳经筋为"目上冈"，足阳明经筋为"目下冈"，故眼睑不能闭合为足太阳和足阳明经筋功能失调所致；口颊部主要为手太阳和手、足阳明经筋所主，因此，该病证主要系此三条经筋功能失调所致。

治疗

◉ 处方

主穴：翳风、太阳、阳白、颊车、地仓、下关、风池、合谷

注射药物：可选用甲钴胺注射液、腺苷钴胺注射液、维生素 B_1 注射液、维生素 B_{12} 注射液等。

翳风：在颈部，耳垂后方，乳突下端前方凹陷中（图9-29）。

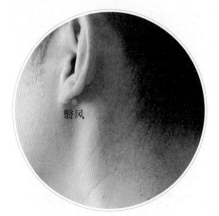

图9-29　翳风的体表位置

颊车：在面部，下颌角前上方一横指（中指），闭口咬紧牙时咬肌隆起，放松时按之有凹陷处（图9-30）。

下关：在面部，颧弓下缘中央与下颌切迹之间凹陷中（图9-30）。

风池：在颈后区，枕骨之下，胸锁乳突肌上端与斜方肌上端之间的凹陷中（图

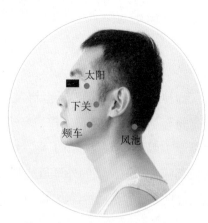

图9-30　太阳至风池的体表位置

太阳：在头部，当眉梢与目外眦之间，向后约一横指的凹陷中（图9-30）。

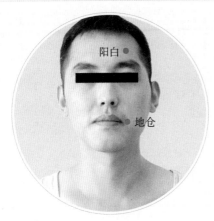

图9-31 阳白、地仓的体表位置

阳白：在头部，眉上1寸，瞳孔直上（图9-31）。

地仓：在面部，口角旁开0.4寸（指寸）（图9-31）。

合谷：在手背，第2掌骨桡侧的中点处（图9-32）。

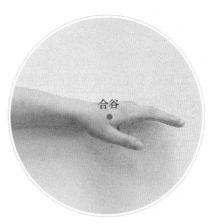

图9-32 合谷的体表位置

◎ 操作

注射药量：

（1）选用甲钴胺：用2ml一次性无菌注射器吸取甲钴胺注射液1ml。

（2）选用腺苷钴胺：腺苷钴胺粉针1.5mg，用2.5ml一次性无菌注射器吸取生理盐水2ml将其稀释备用。

（3）选用维生素B_1注射液、维生素B_{12}注射液：用5ml一次性无菌注射器吸取维生素B_1注射液2ml、维生素B_{12}注射液1ml，混合药液摇匀。

以患侧翳风穴为主，配合2~3个其他穴位，穴位可交替使用，每穴每次注射药液0.3~1ml，注射时建议换用4.5号或5号针头。

进针角度：风池进针时，针尖略斜向下，向鼻尖方向刺入；阳白平刺；其他穴位均直刺。

注射方法：穴位皮肤常规消毒后，左手固定穴位处皮肤，右手持针进针至一定深度，风池、合谷可稍作提插得气，经回抽无血，采用柔和慢注法将药液注入。

频率及疗程：隔日 1 次，7~10 次为 1 个疗程。

面肌痉挛

概述

面肌痉挛是以面部肌肉抽搐样收缩为特点的疾病。通常局限于眼睑、脸颊或口角，严重时整个面肌及同侧颈阔肌均可发生痉挛，面肌痉挛不伴疼痛。一般多发生于一侧，两侧同时发病者较少见。精神紧张、过度疲劳、自主运动时可使病情加剧，睡眠时症状可消失，一般神经系统检查无阳性体征。本病病情进展缓慢，但病情迁延或长期不愈。

病因病机

中医认为面肌痉挛属"胞轮振跳""颜面抽搐"范畴。本病责之于肝脾两脏，肝开窍于目，主筋；胞睑属脾，主肌肉。肝主疏泄、脾主运化，若肝脏疏泄功能失职，或暗耗肝阴，或横侮脾土，致肝用偏亢、肝风上扰；或风热之邪外侵，引动内风，客于肌腠，肝脾经络不通，肌肤失养可引发本病。因风性善动，在肢体则表现为筋惕肉瞤，在眼、面部则筋急抽搐、胞轮振跳。

治疗

处方

取穴：翳风、太阳、颊车、下关、地仓、合谷。

翳风：在颈部，耳垂后方，乳突下端前方凹陷中（图9-33）。

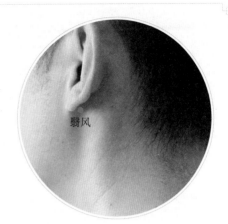

图 9-33　翳风的体表位置

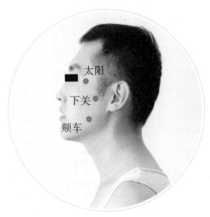

太阳

下关

颊车

图 9-34　太阳至颊车的体表位置

太阳：在头部，当眉梢与目外眦之间，向后约一横指的凹陷中（图9-34）。

颊车：在面部，下颌角前上方一横指（中指），闭口咬紧牙时咬肌隆起，放松时按之有凹陷处（图9-34）。

下关：在面部，颧弓下缘中央与下颌切迹之间凹陷中（图9-34）。

地仓：在面部，口角旁开0.4寸（指寸）（图9-35）。

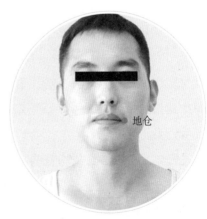

地仓

图 9-35　地仓的体表位置

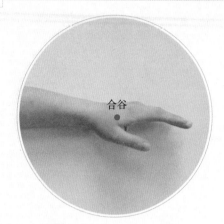

合谷：在手背，第2掌骨桡侧的中点处（图9-36）。

图 9-36　合谷的体表位置

注射药物：可选用安定注射液、三磷酸腺苷二钠注射液、维生素 B$_{12}$、2% 利多卡因。

◉ 操作

注射药量：

（1）选用三磷酸腺苷二钠注射液：用5ml 一次性无菌注射器抽取三磷酸腺苷二钠注射液 1ml，维生素 B$_{12}$ 注射液 1ml，2% 利多卡因针 2.5ml，混合药液摇匀。

（2）选用安定注射液；用5ml 一次性无菌注射器抽取安定注射液 1ml（5mg），B$_{12}$ 注射液 1ml（500ug），混合摇匀。

每次选择 2~3 个穴位进行注射，穴位可交替使用，合谷、太阳、翳风每穴每次建议药量为1ml，余穴建议用量每穴每次 0.3ml，注射时可换用 4.5 号或 5 号针头。

进针角度：以上穴位均直刺。

注射方法：穴位皮肤常规消毒后，左手固定穴位处皮肤，右手持针快速进针至一定深度，合谷可稍作提插得气，经回抽无血，采用柔和慢注法将药液注入。

频率及疗程：隔2日1次，30天为1个疗程。

三叉神经痛

概述

　　三叉神经痛是以三叉神经分布区出现放射性、烧灼样抽掣疼痛为主的疾病，是临床上最典型的神经痛。本病多发生于40岁以上的女性，有原发性和继发性之分，属于中医学的"面痛""面风痛""面颊痛"等范畴。其临床表现为面部疼痛突然发作，呈闪电样、刀割样、针刺样、火灼样剧烈疼痛，伴面部潮红、流泪、流涎、流涕，面部肌肉抽搐，持续数秒到数分钟，常因说话、吞咽、刷牙、洗脸、冷刺激、情绪变化等诱发，发作次数不定，间歇期无症状。

病因病机

　　中医学认为本病多与外感风邪、情志失调、外伤等因素有关。风寒之邪侵袭面部阳明、太阳经脉，寒性收引，凝滞经脉，致气血痹阻；或因风热毒邪侵淫面部，经脉气血瘀滞，运行不畅；或外伤、情志不调，或久病入络，使气滞血瘀，面部气血痹阻，经脉不通，产生面痛。其眼部痛主要属太阳经病证；上颌、下颌部痛主要属手、足阳明和手太阳经病证。

治疗

　🔹 **处方**

　　主穴：扳机点、下关。

　　配穴：眼支痛加丝竹空、阳白；上颌支痛加颧髎、迎香；下颌支痛加承浆、颊车、翳风。

　　注射药物：可选用醋酸曲安奈德注射液、丹红注射液、维生素 B_1 注射液。

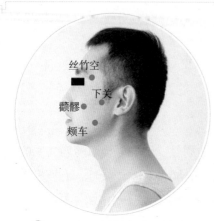

图9-37　下关至颊车的体表位置

扳机点：亦称"触发点"，常位于上下唇、鼻翼、齿龈、口角、舌、眉等处，为三叉神经痛患者的敏感区，轻触或刺激扳机点可引发疼痛发作（图9-37）。

下关：在面部，颧弓下缘中央与下颌切迹之间凹陷中（图9-37）。

丝竹空：在面部，眉梢凹陷中（图9-37）。

颧髎：在面部，颧骨下缘，目外眦直下凹陷中（图9-37）。

颊车：在面部，下颌角前上方一横指（中指），闭口咬紧牙时咬肌隆起，放松时按之有凹陷处（图9-37）。

承浆：在面部，颏唇沟的正中凹陷处（图9-38）。

阳白：在头部，眉上1寸，瞳孔直上（图9-38）。

迎香：在面部，鼻翼外缘中点旁，鼻唇沟中（图9-38）。

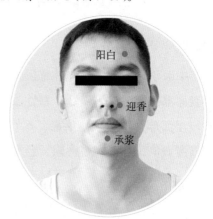

图9-38　承浆至迎香的体表位置

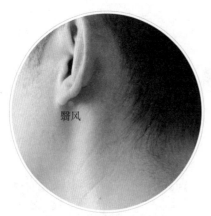

图9-39　翳风的体表位置

翳风：在颈部，耳垂后方，乳突下端前方凹陷中（图9-39）。

⊕ 操作

注射药量：

（1）选用丹红注射液：用 10ml 一次性无菌注射器吸入丹红注射液 5ml、2% 利多卡因 2ml、维生素 B_{12} 2ml，混合药液摇匀。

（2）选用醋酸曲安奈德注射液：选用 10ml 一次性注射器吸入醋酸曲安奈德注射液 3ml、2% 利多卡因 1ml、维生素 B_{12} 1ml，药液摇匀。

每次选择 3~5 个穴位注射，穴位可交替使用，每穴每次建议药量为 0.5~1ml，皮肉浅薄处药量宜少，皮肉丰厚处可稍多。颜面部穴位注射时换用 4.5 号或 5 号针头。

进针操作：丝竹空、阳白平刺；迎香略向内上方斜刺；其他穴位直刺；扳机点进针角度可参考附近穴位的进针方式。

注射方法：穴位皮肤常规消毒后，左手固定穴位处皮肤，右手持针快速进针至一定深度，经回抽无血，采用柔和慢注法将注射液注入（颜面部穴位注射不强求得气感）。

频率及疗程：隔日 1 次，7 次为 1 个疗程，疗程间休息 1 天，治疗 2~4 个疗程。

网球肘

 概述

网球肘，又称为肱骨外上髁炎，是由于伸腕肌起点不断受到强烈牵拉刺激，而引起组织撕裂或局部组织增生阻碍活动所致的疾病，一般起病缓慢，常反复发作，无明显外伤史，多见于从事旋转前臂和屈伸肘关节的劳动者，因网球运动员较常见，故又称为网球肘。网球肘，即中医所说的"肘劳"，属于"伤筋"范畴。

病因病机

　　本病病因主要为慢性劳损。前臂在反复地做拧、拉、旋转等动作时，可使肘部的筋脉慢性损伤，迁延日久，气血瘀滞，脉络不通引发疼痛。肘外侧主要归属于手三阳经所主，故手三阳筋脉受损是本病的主要病机。

治疗

处方

　　取穴：阿是穴、曲池、外关、手三里、天井。

　　（曲池、外关为 A 组，手三里、天井为 B 组，两组穴交替使用。）

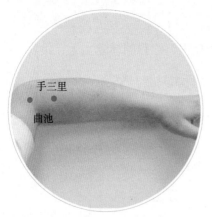

曲池：在肘区，尺泽与肱骨外上髁连线的中点处（图 9-40）。

手三里：在前臂，肘横纹下 2 寸，阳溪与曲池连线上（图 9-40）。

图 9-40　曲池、手三里的体表位置

外关：在前臂后区，腕背侧远端横纹上 2 寸，尺骨与桡骨间隙中点（图 9-41）。

天井：在肘后区，肘尖上 1 寸凹陷中（图 9-41）。

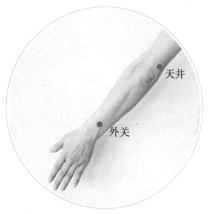

图 9-41　外关、天井的体表位置

注射药物：可选用复方当归注射液、复方丹参注射液、维生素 B_{12} 注射液。

操作

注射药量：

（1）选用复方当归注射液：用 5ml 一次性无菌注射器抽取当归注射液 2ml，维生素 B_{12} 1ml（0.5mg），混合药液摇匀。

（2）选用复方丹参注射液：用 5ml 一次性无菌注射器抽取复方丹参注射液 4ml，维生素 B_{12} 1ml（0.5mg），混合药液摇匀。

每次选择阿是穴再配以患侧 A 组或 B 组穴位，每穴每次注射 0.5~1ml，皮肉浅薄处宜少，皮肉丰厚处可稍多。

进针操作：以上穴位均直刺。

注射方法：常规消毒后，医者用左手固定穴位处皮肤，右手持针刺入一定深度，稍作提插得气，使患者有酸麻、沉重感觉，抽吸无回血，采用柔和慢注法将药液注入。

频率及疗程：两组穴位交替使用，每日 1 次，5 天为 1 个疗程，疗程间隔 1 周。

第十章 内科病证

颈性眩晕

概述

眩晕是指患者自觉头晕眼花或视物旋转动摇的一种症状，属于中医"眩晕"的范畴。颈性眩晕则是由于颈部病变引起椎动脉供血不足所致的眩晕，常有以下特征：头晕或眩晕伴随颈部疼痛；头晕或眩晕多出现在颈部活动后；部分患者颈扭转试验阳性；颈部影像学检查异常，如椎体不稳、椎间盘突出等；部分患者有颈部外伤史。颈性眩晕多与颈椎病有关，但不一定完全由颈椎病引起。

病因病机

颈性眩晕病因多虚实夹杂，与情志不舒、饮食不当、劳伤过度等有关。情志不舒，气郁化火生风，或急躁恼怒，肝阳上亢，致清窍被扰；或过食肥甘厚味，阻碍脾胃，痰湿中阻，清阳不升，可致浊阴蒙蔽清窍；素体虚弱，或病后体虚，气血不足，可致清窍失养；劳伤过度，肾精亏虚，脑髓不充，亦可致清窍失养。清窍被扰和失养均可表现为眩晕症状。

治疗

◎ 处方

主穴：风池、颈夹脊。

配穴：大椎、天柱、足三里。

风池：在颈后区，枕骨之下，胸锁乳突肌上端与斜方肌上端之间的凹陷中（图10-1）。

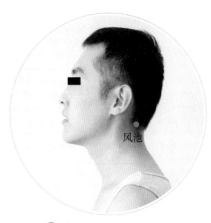

图10-1　风池的体表定位

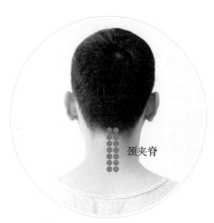

图10-2　颈夹脊的体表定位

颈夹脊：在脊柱区，第1~7颈椎棘突下缘，后正中线旁开0.5寸，一侧七穴（图10-2）。

大椎：在脊柱区，第7颈椎棘突下凹陷中，后正中线上（图10-3）。

天柱：在颈后区，横平第2颈椎棘突上际，斜方肌外缘凹陷中（图10-3）。

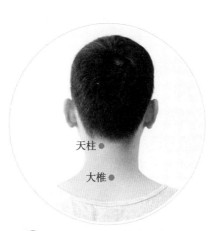

图10-3　天柱、大椎的体表定位

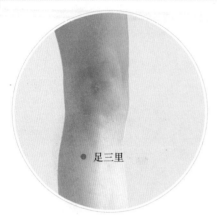

足三里: 在小腿外侧, 犊鼻下 3 寸, 胫骨前肌外一横指 (中指) 处, 犊鼻与解溪连线上 (图 10-4)。

图 10-4　足三里的体表定位

注射药物: 可选用复方当归注射液、维生素 B_{12} 注射液、2% 盐酸利多卡因注射液等。

操作

注射药量:

(1) 选用复方当归注射液: 用 5ml 一次性无菌注射器抽取复方当归注射液 2ml、2% 盐酸利多卡因注射液 2ml, 混合药液摇匀。

(2) 选用维生素 B_{12} 注射液: 用 10ml 一次性注射器抽取维生素 B_{12} 2ml、2% 盐酸利多卡因 2ml、生理盐水 2ml, 混合药液并摇匀 (注射时换成 6 号或 7 号针头)。

每次选择 2~3 个穴位进行注射, 穴位可交替使用。每穴每次建议药量为 0.5~2ml, 皮肉浅薄处药量宜少, 皮肉丰厚处可稍多。

进针操作: 风池进针时, 针尖略斜向下, 向鼻尖方向刺入; 颈夹脊、足三里直刺; 天柱直刺或斜刺, 不可向内上方深刺; 大椎向上斜刺。

注射方法: 常规皮肤消毒后, 左手固定穴位处皮肤, 右手持针对准穴位快速进针至一定深度, 稍作提插得气后, 经回抽无血, 缓慢将药物注入即可。注射药液较多时, 可采用退针匀注法。

频率及疗程: 每日 1 次, 10 次为 1 个疗程。

恶心呕吐（手术及化疗后）

概述

恶心是指上腹部不适和紧迫欲吐的感觉，常为呕吐的前驱感觉。呕吐是指胃气上逆，胃内容物从口中吐出的病证，是临床常见病证。一般认为，有声有物谓之呕吐，有物无声谓之吐，有声无物谓之干呕。手术后引起的恶心呕吐与化疗后的恶心呕吐是手术与化疗后常见的并发症之一，严重影响着患者的治疗状态，临床对其应予重视，积极治疗。

病因病机

中医认为，引起恶心呕吐的病因有很多，如感受外邪、饮食不节、恼怒伤肝，均可致胃气上逆而发生恶心呕吐。手术及化疗均可致胃气受损，影响脾胃运化功能，致使胃气上逆而出现恶心、呕吐。

治疗

处方

主穴：内关、足三里、中脘。

注射药物：可选用盐酸甲氧氯普胺注射液、维生素 B_6 注射液等。

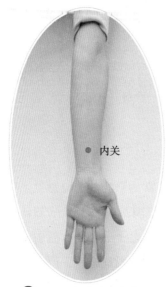

图 10-5 内关的体表定位

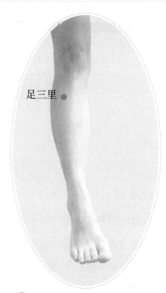

图 10-6 足三里的体表定位

内关：在前臂前区，腕掌侧远端横纹上 2 寸，掌长肌腱与桡侧腕屈肌腱之间（图 10-5）。

足三里：在小腿外侧，犊鼻下 3 寸，胫骨前肌外一横指（中指）处，犊鼻与解溪连线上（图 10-6）。

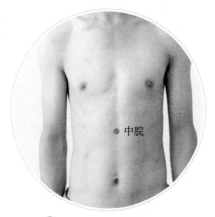

图 10-7 中脘的体表定位

中脘：在上腹部，脐中上 4 寸，前正中线上（图 10-7）。

操作

注射药量：

（1）选用盐酸甲氧氯普胺注射液：用 5ml 一次性无菌注射器抽取盐酸甲

氧氯普胺注射液 20mg（2ml）。

（2）选用维生素 B_6 注射液：用 5ml 一次性无菌注射器抽取维生素 B_6 注射液 100mg（2ml）。

选择以上一个穴位注射即可，每穴每次建议药量为 0.5~1ml。

进针操作：直刺。

注射方法：常规皮肤消毒后，左手按压穴位注射部位周围皮肤，右手持注射器对准穴位快速进针至一定深度，稍作提插得气后，经回抽无血，缓慢将药物注入。

频率及疗程：每日 1 次，3~5 次为 1 个疗程。

呃 逆

概述

呃逆是指胃气上逆动膈，气逆上冲，以喉间呃呃连声，声短而频，不能自止为主要表现的病证。呃逆也称"哕""哕逆"，临床所见以偶然发生者居多，为时短暂，多能自愈。亦有患者呃逆屡屡发生，持续时间有数天、数月，甚至数年者，即为顽固性呃逆。西医学中的膈肌痉挛即属呃逆，如胃肠神经官能症、胃炎、胃扩张、胃癌、肝硬化晚期、脑血管病，以及胃、肠手术后等都可引起膈肌痉挛。

病因病机

中医认为，本病是由各种原因引起的脏腑气机不顺，上逆动膈所致。如过食生冷、中阳受损，寒湿内生，阴寒之气上冲于膈；过食辛辣，烟酒等物，郁久化热，热随气逆，扰动膈气；热病期中，阴津受伤，火热内炽，火随气升，上逆于膈；情志不遂，忧思郁结，致使肝气横逆，上动于膈；郁久气滞血瘀，阻滞于膈；病久脾肾虚弱，下元衰惫，肾气不纳，厥气上冲，皆可动膈而发生呃逆。病情无论寒热虚实，气逆动膈为本病的病机特点。

治疗

◉ 处方

取穴：足三里、内关、膈俞、胃俞、脾俞。

注射药物：可选用山莨菪碱、甲氧氯普胺、盐酸氯丙嗪、1% 盐酸利多卡因注射液等。

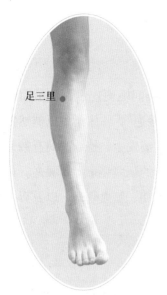

图10-8　足三里的体表定位

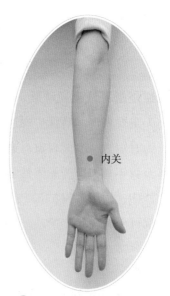

图10-9　内关的体表定位

足三里：在小腿外侧，犊鼻下3寸，胫骨前肌外一横指（中指）处，犊鼻与解溪连线上（图10-8）。

内关：在前臂前区，腕掌侧远端横纹上2寸，掌长肌腱与桡侧腕屈肌腱之间（图10-9）。

膈俞：在脊柱区，第 7 胸椎棘突下，后正中线旁开 1.5 寸（图 10-10）。

胃俞：在脊柱区，第 12 胸椎棘突下，后正中线旁开 1.5 寸（图 10-10）。

脾俞：在脊柱区，第 11 腰椎棘突下，后正中线旁开 1.5 寸（图 10-10）。

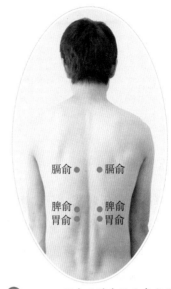

图 10-10　膈俞至脾俞的体表定位

操作

注射药量：

（1）选用山莨菪碱：用 5ml 一次性无菌注射器吸入山莨菪碱注射液 2ml（20mg），1% 盐酸利多卡因注射液 2ml，混合药液摇匀。

（2）选用甲氧氯普胺：用 2ml 一次性无菌注射器抽吸甲氧氯普胺注射液 10mg（1ml）。

（3）选用盐酸氯丙嗪：用 5ml 一次性无菌注射器抽取盐酸氯丙嗪注射液 2.5ml，加入 0.9% 氯化钠注射液至 4ml，混合摇匀药液。

每次选择 2~3 个穴位进行注射，各穴的注射药量依据其具体部位的不同有所差异，每穴每次建议药量为 0.5~2ml，皮肉浅薄处药量宜少，皮肉丰厚处可稍多。

进针操作：足三里、内关直刺；膈俞、脾俞、胃俞斜刺。

注射方法：常规皮肤消毒后，左手固定穴位周围皮肤，右手持注射器对准穴位快速进针至一定深度，稍作提插得气后，经回抽无血，缓慢将药物注入。注射药液较多时，可采用退针匀注法。

频率及疗程：隔日 1 次，5~7 次为 1 个疗程。

哮 喘

概述

　　哮喘是指以呼吸急促、喉间哮鸣，甚者张口抬肩，不能平卧为主症的一种常见的反复发作性疾病。哮与喘都有呼吸急促的表现，但症状表现略有不同，"哮"是呼吸急促，喉间有哮鸣音；"喘"是呼吸困难，甚则张口抬肩。临床所见哮必兼喘，喘未必兼哮。哮喘一年四季均可发病，尤以寒冷季节和气候急剧变化时发病较多。此外，饮食不当，情志及劳累等也可诱发本病。哮喘常在夜间及清晨发作或加重，伴干咳或咯大量白色泡沫痰，甚至出现发绀等，哮喘多有家族史或过敏史。

病因病机

　　中医认为，本病的基本病机为痰饮内伏，遇感诱发。外感风热或风寒、吸入花粉、烟尘等可致肺失宣肃而凝津成痰；饮食不当，脾运失健则聚湿生痰。每当气候突变、情志失调、过分劳累、食入海腥发物等均可引动体内蕴伏痰饮，痰随气升，气因痰阻，相互搏结，壅塞气道，肺气宣降失常而发为哮喘。发作期因气阻痰壅，阻塞气道，表现为实证；如反复发作，必致肺气耗损，久则累及脾肾，故在缓解期多见虚象。

治疗

处方

主穴：肺俞、定喘、膻中。

配穴：肺脾气虚可配大椎、足三里、肾俞，痰盛者可配丰隆。

注射药物：可选用卡介菌多糖核酸注射液、喘可治注射液、黄芪注射液、自血等。

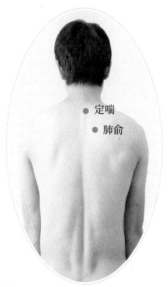

图 10-11 定喘、肺俞的体表定位

肺俞：在脊柱区，第3胸椎棘突下，后正中线旁开1.5寸（图10-11）。

定喘：在脊柱区，横平第7颈椎棘突下，后正中线旁开0.5寸（图10-11）。

膻中：在胸部，横平第4肋间隙，前正中线上（图10-12）。

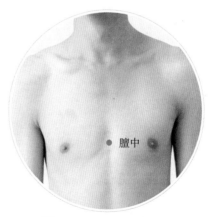

图 10-12 膻中的体表定位

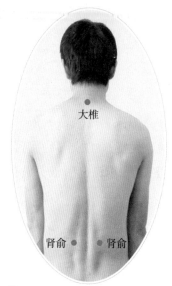

大椎：在脊柱区，第7颈椎棘突下凹陷中，后正中线上（图10-13）。

肾俞：在脊柱区，第2腰椎棘突下，后正中线旁开1.5寸（图10-13）。

图10-13　大椎、胃俞的体表定位

足三里：在小腿外侧，犊鼻下3寸，胫骨前肌外一横指（中指）处，犊鼻与解溪连线上（图10-14）。

丰隆：在小腿外侧，外踝尖上8寸，胫骨前肌外缘；条口外侧两横指处（图10-14）。

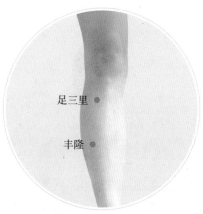

图10-14　足三里、丰隆的体表定位

操作

注射药量：

（1）选用卡介苗多糖核酸注射液：用2ml一次性无菌注射器抽取卡介菌多糖核酸注射液1ml。

（2）选用喘可治注射液：选用5ml一次性无菌注射器抽取喘可治注射液3~4ml。

（3）选用黄芪注射液：选用5ml一次性无菌注射器抽取黄芪注射液2~3ml。

（4）选用自血：选用5ml一次性无菌注射器抽取患者2~3ml静脉血。

每次选择 3~5 个穴位进行注射，穴位可交替使用，各穴的注射药量依据其具体部位的不同有所差异，每穴每次建议药量为 0.5~1ml，皮肉浅薄处药量宜少，皮肉丰厚处可稍多。应用卡介苗多糖核酸注射液时，一般选择两个穴位，每穴注射 0.5ml。

进针操作：肺俞向脊柱方向斜刺；膻中向下平刺；肾俞直刺或向脊柱方向斜刺；大椎向上斜刺；定喘、足三里、丰隆均直刺。

注射方法：常规皮肤消毒后，左手固定穴位周围皮肤，右手持注射器对准穴位快速进针至一定深度，稍作提插得气后，经回抽无血，缓慢将药物注入。

频率及疗程：隔日 1 次，10 次为 1 个疗程，共注射 3 个疗程。

失 眠

概述

失眠又称"不寐""不得眠""不得卧"，是以经常不得入睡为特征的一种疾病。临床表现为患者不能获得正常睡眠，轻者入睡困难或睡后易醒、醒后难以再入睡，重者彻夜难眠，常伴有头痛、头晕、心悸、健忘、多梦等症。失眠是临床常见病证之一，虽不属于危重疾病，但常妨碍人们的正常生活、工作、学习和健康，并能加重或诱发心悸、胸痹、头痛、中风等病证。顽固性失眠，给病人带来长期的痛苦，甚至形成对安眠药物的依赖，而长期服用安眠药物可引起其他医源性疾病。

病因病机

中医学认为本病的病位在心。凡思虑忧愁，操劳太过，损伤心脾，致气血虚弱，心神失养；或房劳伤肾，肾阴亏耗，阴虚火旺，心肾不交；或脾胃不和，湿盛生痰，痰郁生热，痰热上扰心神；或抑郁恼怒，肝火上扰，心神不宁等均可导致失眠。

治疗

⚕ 处方

主穴：神门、安眠、足三里、三阴交、心俞。

配穴：心脾两虚可配脾俞，肝火上扰可配太冲，痰热内扰可配丰隆。

注射药物：可选用天麻素、丹参注射液、2%盐酸利多卡因注射液。

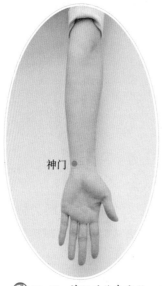

图 10-15 神门的体表定位

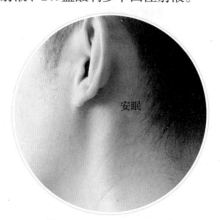

图 10-16 安眠的体表定位

安眠：在项部，翳风穴与风池穴连线之中点处（图 10-16）。

神门：在腕前区，腕掌侧远端横纹尺侧端，尺侧腕屈肌腱的桡侧缘（图 10-15）。

足三里：在小腿外侧，犊鼻下 3 寸，胫骨前肌外一横指（中指）处，犊鼻与解溪连线上（图 10-17）。

丰隆：在小腿外侧，外踝尖上 8 寸，胫骨前肌外缘；条口外侧一横指处（图 10-17）。

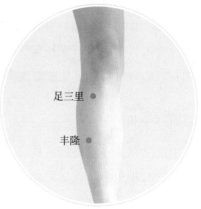

图 10-17 足三里、丰隆的体表定位

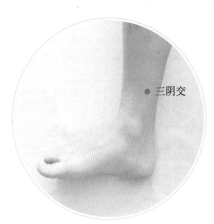

图 10-18 三阴交的体表定位

三阴交：在小腿内侧，内踝尖上3寸，胫骨内侧缘后际（图10-18）。

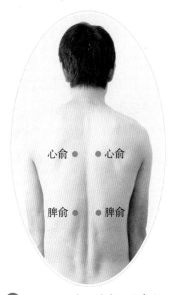

图 10-19 心俞、脾俞的体表定位

心俞：在脊柱区，第5胸椎棘突下，后正中线旁开1.5寸（图10-19）。

脾俞：在脊柱区，第11胸椎棘突下，后正中线旁开1.5寸（图10-19）。

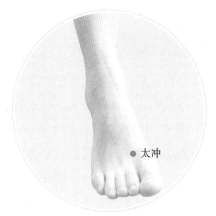

图 10-20 太冲的体表定位

太冲：在足背，内踝前，胫骨前肌肌腱的内侧缘凹陷中（图10-20）。

操作

注射药量：

（1）选用天麻素注射液：用 5ml 一次性无菌注射器吸入天麻素 2ml，2%盐酸利多卡因注射液 1ml，混合药液摇匀。

（2）选用丹红注射液：用 10ml 一次性无菌注射器吸入丹红注射液 5ml，2%盐酸利多卡因注射液 1ml，混合药液摇匀（注射时建议换用 6 号或 7 号针头）。

每次选择 2~4 个穴位进行注射，每穴每次建议药量为 0.5~2.0ml，皮肉浅薄处药量宜少，皮肉丰厚处可稍多。

进针操作：心俞、胆俞向脊柱方向斜；其他穴位均直刺。

注射方法：常规皮肤消毒后，左手固定穴位周围皮肤，右手持注射器对准穴位快速进针至一定深度，稍作提插得气后，经回抽无血，缓慢将药物注入。注射药液较多时，可采用退针匀注法。

频率及疗程：隔日 1 次，左右交替，10 次为 1 个疗程，疗程期间间隔 3 天。

尿潴留

概述

尿潴留是指膀胱内充满尿液而不能正常排出，常由排尿困难症状发展到一定程度而引起，属于中医"癃闭"范畴。按其临床表现可分为急性尿潴留和慢性尿潴留两类。急性尿潴留起病急骤，膀胱内突然充满尿液不能排出，患者感到痛苦，常需急诊处理；慢性尿潴留起病缓慢，病程较长，下腹部可触及充满尿液的膀胱，患者不能自行排出尿液，但由于疾病的长期存在，患者已适应痛苦，自我感觉病情不重。尿潴留可由尿道部位炎症、结石，急性前列腺炎、前列腺增生等引起。

病因病机

中医认为本病有虚、实之分。实证多因膀胱湿热互结，致气化不利，引起小便不通；或肺热壅盛，津液输布失常，水道不利，热邪闭阻尿道；或跌仆损伤，下腹部手术，可致经脉瘀阻，膀胱气化不利，而致小便不通，以上均属于实证。脾胃虚弱，中气下陷，清阳不升，浊阴不降，致小便不利；或年老体衰，肾气虚衰，命门火衰，致膀胱气化不利引起小便不通，属于虚证。

治疗

处方

选穴：足三里、三阴交、膀胱俞、次髎。

注射药物：新斯的明。

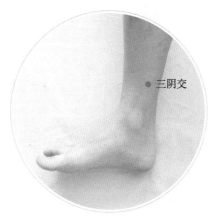

图 10-21　三阴交的体表定位

三阴交：在小腿内侧，内踝尖上 3 寸，胫骨内侧缘后际（图 10-21）。

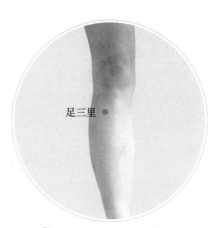

图 10-22　足三里的体表定位

足三里：在小腿外侧，犊鼻下 3 寸，胫骨前肌外一横指处，犊鼻与解溪连线上（图 10-22）。

膀胱俞：在骶区，横平第2骶后孔，骶正中嵴旁开1.5寸（图10-23）。

次髎：在骶区，正对第2骶后孔中（图10-23）。

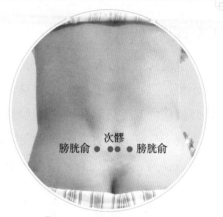

次髎
膀胱俞 ● ●●● ● 膀胱俞

图 10-23　膀胱俞、次髎的体表定位

操作

注射药量：用2.5ml注射器抽取2ml（含1mg）新斯的明。

治疗时，选择1~2个穴位进行注射，各穴的注射药量依据其具体部位的不同有所差异，每穴建议药量为0.5~1ml，皮肉浅薄处药量宜少，皮肉丰厚处可稍多。

进针操作：以上穴位均直刺。

注射方法：常规皮肤消毒后，左手固定穴位注射部位周围皮肤，右手持注射器对准穴位快速进针至一定深度，稍作提插得气后，经回抽无血，缓慢将药物注入。

频率及疗程：注射1次，一般注射后1小时左右即可排尿。

糖尿病周围神经病变

概述

糖尿病周围神经病变是指在排除其他原因的情况下，糖尿病患者出现与周围神经功能障碍相关的症状或体征，是糖尿病最常见的合并症之一。主要临床特征为四肢远端感觉、运动障碍，下肢一般比上肢重。常见症状包括肢体麻木、可伴有针刺样及烧灼样感觉异常，部分患者可有自发性疼痛，表现为闪电样或刀割样疼痛，重者痛无休止，难以忍受，多夜间加重。检查可见四肢远端手套或袜套样感觉障碍，音叉振动觉及位置觉减退或消失，腱反射减退或消失，神经传导时间延长，甚至可出现肌萎缩，并伴有自主神经功能紊乱。本病根据不同表现，可归于中医"痹证""痿证""痛疽"等范畴。

病因病机

中医认为，本病是因消渴日久，耗伤气阴，阴阳气血亏虚，血行瘀滞，脉络痹阻，筋脉失养所致，属本虚标实证。病位在肌肤、筋肉、脉络，内及肝、肾、脾等脏腑，以气血阴阳亏虚为本，痰瘀阻络为标。

治疗

处方

取穴：下肢取足三里、阳陵泉、三阴交、解溪，上肢取曲池、合谷。

注射药物：可选用甲钴胺注射液、腺苷钴胺注射液、维生素 B_{12} 注射液等。

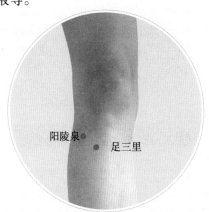

足三里：在小腿外侧，犊鼻下 3 寸，胫骨前肌外一横指（中指）处，犊鼻与解溪连线上（图 10-24）。

阳陵泉：在小腿外侧，腓骨头前下方凹陷中（图 10-24）。

图 10-24　足三里、阳陵泉的体表定位

三阴交：在小腿内侧，内踝尖上3寸，胫骨内侧缘后际（图10-25）。

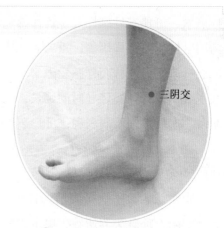

图10-25 三阴交的体表定位

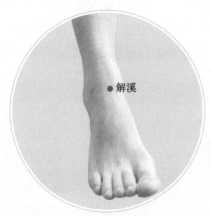

图10-26 三阴交的体表定位

解溪：在踝区，踝关节前面中央凹陷中，蹬长伸肌腱与趾长伸肌腱之间（图10-26）。

曲池：在肘区，尺泽与肱骨外上髁连线的中点处（图10-27）。

合谷：在手背，第2掌骨桡侧的中点处（图10-27）。

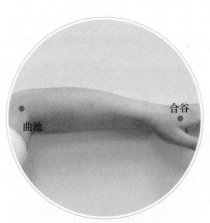

图10-27 曲池、合谷的体表定位

◎ 操作

注射药量：

（1）选用甲钴胺注射液：用2ml一次性无菌注射器抽吸甲钴胺注射液

0.5mg（1ml）。

（2）选用腺苷钴胺注射液：用2ml一次性无菌注射器抽吸腺苷钴胺注射液0.5mg。

每次选择1~2个穴位进行注射，各穴的注射药量依据其具体部位的不同有所差异，每穴每次建议药量为0.5~1ml，皮肉浅薄处药量宜少，皮肉丰厚处可稍多。

进针操作：以上穴位均直刺。

注射方法：常规皮肤消毒后，左手固定穴位注射部位周围皮肤，右手持注射器对准穴位快速进针至一定深度，稍作提插得气后，经回抽无血，缓慢将药物注入。

频率及疗程：隔日1次，10次为1个疗程。

腹　泻

概述

腹泻也称泄泻，是指排便次数增多，粪便稀薄，或泻出如水样为特征的病证。中医将大便溏薄而势缓者称为"泄"，大便如水注势急者称为"泻"。本病一年四季均可发生，但以夏秋两季多见。

病因病机

泄泻病变脏腑主要在脾、胃和大肠。其发病原因有感受外邪、饮食不节、情志所伤及脏腑虚弱等，脾虚和湿盛是导致本病发生的重要因素，两者互相影响，互为因果。急性泄泻，因饮食不节，进食生冷不洁之物，损伤脾胃，运化失常；或暑湿热邪，客于肠胃，脾受湿困，邪滞交阻，气机不利，肠胃运化及传导功能失常，以致清浊不分，水谷夹杂而下，发生泄泻。慢性泄泻，由脾胃素虚，久病气虚或外邪迁延日久，脾胃受纳、运化失职，水湿内停，清浊不分而下；或情志不调，肝失疏泄，横逆乘脾，运化失常，而成泄泻；或肾阳亏虚，命门火衰，不能温煦脾土，腐熟水谷，而致泄泻。

治疗

处方

主穴：足三里、阴陵泉、天枢、中脘。

配穴：脾胃虚弱可配脾俞，肾阳亏虚可配肾俞。

注射药物：可选黄芪注射液等。

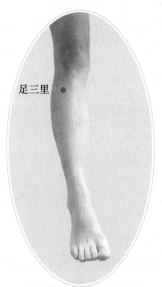

图10-28　足三里的体表定位

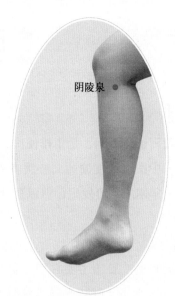

图10-29　阴陵泉的体表定位

足三里：在小腿外侧，犊鼻下3寸，胫骨前肌外一横指（中指）处，犊鼻与解溪连线上（图10-28）。

阴陵泉：在小腿内侧，胫骨内侧髁下缘与胫骨内侧缘之间的凹陷中（图10-29）。

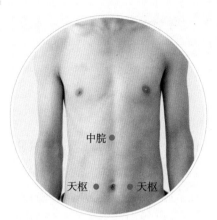

天枢：在腹部，横平脐中，前正中线旁开2寸（图10-30）。

中脘：在上腹部，脐中上4寸，前正中线上（图10-30）。

图 10-30　中脘、天枢的体表定位

脾俞：在脊柱区，第11腰椎棘突下，后正中线旁开1.5寸（图10-31）。

肾俞：在脊柱区，第2腰椎棘突下，后正中线旁开1.5寸（图10-31）。

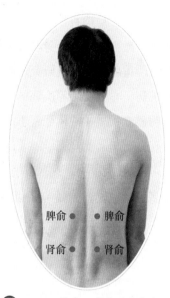

图 10-31　脾俞、肾俞的体表定位

操作

注射药量：用5ml一次性无菌注射器抽取黄芪注射液3.5ml。

每次选择2~3个穴位进行注射，各穴的注射药量依据其具体部位的不同有所差异，每穴每次建议药量为0.5~2ml，皮肉浅薄处药量宜少，皮肉丰厚处可稍多。

进针操作：脾俞向脊柱方向斜刺；其他穴位均直刺。

注射方法：常规皮肤消毒后，左手固定穴位注射部位周围皮肤，右手持注射器对准穴位快速进针至一定深度，稍作提插得气后，经回抽无血，缓慢将药物注入。

频率及疗程：左右侧交替进行，隔日1次，3~5次为1个疗程。

高脂血症

概述

　　高脂血症是指各种原因导致的血浆中胆固醇、三酰甘油水平升高。高脂血症的直接损害是导致全身动脉粥样硬化，一旦动脉被粥样斑块堵塞，就会导致一系列严重后果。大量研究资料表明，高脂血症是脑中风、冠状动脉粥样硬化性心脏病、心肌梗死等疾病的重要危险因素。通常情况下，多数高脂血症患者并无明显症状和异常体征，不少人是由于查体或其他原因进行血液生化检验时才发现有血脂水平升高，随着时间的延长会出现动脉粥样硬化等的病变。高脂血症可分为原发性和继发性两类。原发性与先天和遗传有关，是由于单基因缺陷或多基因缺陷，使参与脂蛋白转运和代谢的受体、酶或载脂蛋白异常所致，或由于环境因素（饮食、营养、药物）以及其他未知机制而致。继发性多发生于代谢性紊乱疾病，如糖尿病、高血压、肥胖、肝肾疾病等。

病因病机

　　中医理论中并没有血脂的概念，但现代中医学理论认为痰浊血瘀与高血脂的关系密切。高脂血症是以肝、脾、肾功能失调为本，痰浊血瘀为标。其中湿浊、痰饮是高脂血症发病的关键，脾胃的运化功能失常是引起高脂血症的基本病机。

治疗

　🔘 **处方**

　　主穴：足三里、丰隆、膈俞、肝俞、脾俞。
　　注射药物：可选用自血、复方当归注射液、2%盐酸利多卡因注射液等。

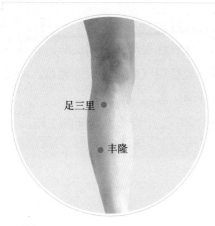

足三里：在小腿外侧，犊鼻下 3 寸，胫骨前肌外一横指（中指）处，犊鼻与解溪连线上（图 10-32）。

丰隆：在小腿外侧，外踝尖上 8 寸，胫骨前肌外缘；条口外侧一横指处（图 10-32）。

图 10-32　足三里、丰隆的体表定位

膈俞：在脊柱区，第 7 胸椎棘突下，后正中线旁开 1.5 寸（图 10-33）。

肝俞：在脊柱区，第 9 胸椎棘突下，后正中线旁开 1.5 寸（图 10-33）。

脾俞：在脊柱区，第 11 腰椎棘突下，后正中线旁开 1.5 寸（图 10-33）。

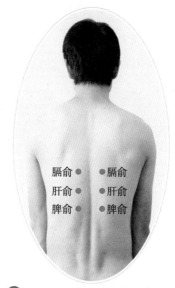

图 10-33　膈俞至脾俞的体表定位

操作

注射药量：

（1）选用自血：肘静脉常规消毒后抽取静脉血 4ml。

（2）选用复方当归注射液：用 5ml 一次性注射器吸入复方当归注射液 3ml、2% 盐酸利多卡因注射液 2ml。

每次选择 2~4 个穴位进行注射，各穴的注射药量依据其具体部位的不同有所差异，每穴每次建议药量为 0.5~2ml，皮肉浅薄处药量宜少，皮肉丰厚处可稍多；自血注射量为每穴 1ml。

进针操作：足三里、丰隆直刺；脾俞、肝俞、膈俞向脊柱方向斜刺。

注射方法：常规皮肤消毒后，左手固定穴位注射部位周围皮肤，右手持注射器对准穴位快速进针至一定深度，稍作提插得气后，经回抽无血，缓慢将药物注入，注射药液较多时，可采用退针匀注法。

频率及疗程：1周治疗3次，4周1个疗程，2个疗程之间间隔1周。

第十一章

外科病证

下肢动脉硬化闭塞症

概述

下肢动脉硬化闭塞症是全身性动脉硬化闭塞性疾病在下肢的局部表现，由于肢体血液循环障碍，导致麻木、间歇性跛行、疼痛等症状，严重时患者甚至在睡觉中痛醒，抱膝而坐，彻夜难眠。本病发病急，进展快，病情危重，可并发肺栓塞或肺梗死而危及生命。本病在中医属"脱疽""血痹"范畴。

病因病机

中医认为本病病位在血脉，病机是肾虚寒凝、血脉阻塞。多因严寒涉水、久居湿地、寒湿外受，以致寒凝络痹；或房事不节，服用补阳之药，肾虚火旺，消灼阴液，毒聚肢端，筋敛髓枯而成；或情志内伤，思虑伤脾，渐致气血亏损，血流滞缓，滞而成瘀；或过失膏粱厚味，痰湿浊聚，积聚成毒，留滞经脉，引发本病。

处方

取穴：足三里、阳陵泉、三阴交、阴陵泉、委中。

注射药物：可选用当归注射液、丹红注射液、维生素 B_{12} 注射液等。

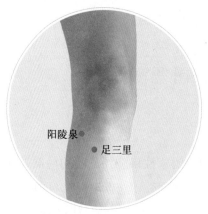

图 11-1 足三里、阳陵泉的体表定位

足三里：在小腿外侧，犊鼻下3寸，胫骨前肌外一横指（中指）处，犊鼻与解溪连线上（图11-1）。

阳陵泉：在小腿外侧，腓骨头前下方凹陷中（图11-1）。

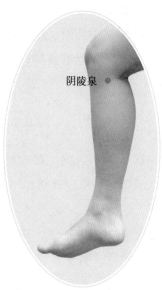

图 11-3 阴陵泉的体表定位

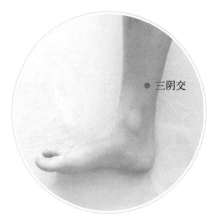

图 11-2 三阴交的体表定位

三阴交：在小腿内侧，内踝尖上3寸，胫骨内侧缘后际（图11-2）。

阴陵泉：在小腿内侧，胫骨内侧髁下缘与胫骨内侧缘之间的凹陷中（图11-3）。

操作

注射药量：

（1）选用当归注射液：用 2ml 一次性无菌注射器抽取当归注射液和维生素 B_{12} 注射液各 1ml，混合摇匀。

（2）选用丹红注射液：用 10ml 一次性无菌注射器抽取复方丹红注射液 4ml、维生素 B_{12} 1.5ml，混合摇匀（注射时换用 6 号或 7 号针头）。

每次选择 2~3 个穴位进行注射，穴位可交替使用，各穴的注射药量据其具体部位的不同有所差异，每穴每次建议药量为 0.5~2ml，皮肉浅薄处药量宜少，皮肉丰厚处可稍多。

进针操作：以上穴位均直刺。

注射方法：患者取仰卧位，注射委中时取俯卧位。穴位皮肤常规消毒后，左右固定穴位周围皮肤，右手持针快速进针至一定深度，稍作提插得气后，经回抽无血，采用柔和慢注法将注射液注入。

频率及疗程：隔日 1 次，10 次为 1 个疗程。

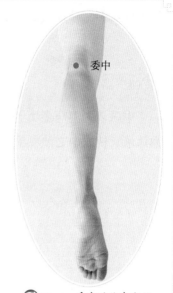

● 委中

图 11-4　委中的体表定位

委中：在膝后区，腘横纹中点（图 11-4）。

肾绞痛

概述

肾绞痛是泌尿外科常见急症，常由于结石在肾盂、输尿管内移动，引发局部尿路痉挛性收缩、梗阻所致，绞痛剧烈，常突然发生于一侧腰腹，可向会阴放射，常伴恶心、呕吐、血尿和肾区叩击痛等症状。本病多见于青壮年，男性多于女性。本病起病隐匿，平时无明显症状，常因某种诱因至结石梗阻或嵌顿，导致剧烈疼痛才被发现，属中医学"石淋""血淋""腰痛"等范畴。

病因病机

中医认为本病多由于过食辛热肥甘之品，以致湿热内生，下注膀胱，煎熬津液，使尿中之浊凝聚成石。

治疗

处方

主穴：肾俞、中极、三阴交。

配穴：以腰痛为主者配委中，以腹痛为主者配足三里。

注射药物：可选用黄体酮、山莨菪碱。

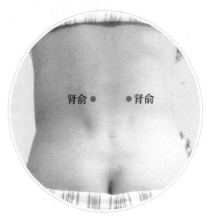

图11-5 肾俞的体表定位

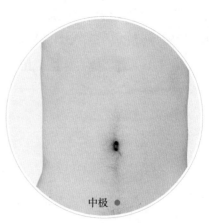

图11-6 中极的体表定位

肾俞：在脊柱区，第2腰椎棘突下，后正中线旁开1.5寸（图11-5）。

中极：在下腹部，脐中下4寸，前正中线上（图11-6）。

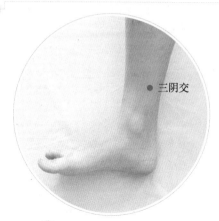

图11-7　三阴交的体表定位

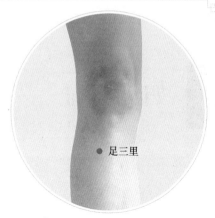

图11-8　足三里的体表定位

三阴交：在小腿内侧，内踝尖上3寸，胫骨内侧缘后际（图11-7）。

足三里：在小腿外侧，犊鼻下3寸，胫骨前肌外一横指（中指）处，犊鼻与解溪连线上（图11-8）。

委中：在膝后区，腘横纹中点（图11-9）。

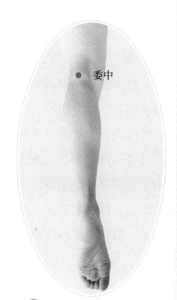

图11-9　委中的体表定位

操作

注射药量：

（1）选用黄体酮：用5ml一次性无菌注射器抽取黄体酮2ml（20mg）。

（2）选用山莨菪碱：用5ml一次性无菌注射器抽取山莨菪碱注射液10mg（1ml）备用。

选择1~2个穴位进行注射。各穴的注射药量据其具体部位的不同有所差异，穴位建议药量为0.5~1ml。

进针操作：以上穴位均直刺。

注射方法：穴位皮肤常规消毒后，左手固定穴位周围皮肤，右手持针快速进针至一定深度，稍作提插得气后，经回抽无血，快速将药液注入。

频率及疗程：一般注射后疼痛即可缓解。

第十二章

妇儿病证

痛　经

概述

　　妇女在月经期前后或月经期中发生周期性小腹疼痛或痛引腰骶，甚至剧痛昏厥者，称为痛经。本病以青年妇女为多见。西医学分为原发性与继发性痛经两类。生殖器官无器质性病变者称为原发性痛经或功能性痛经，常发生于月经初潮后不久的未婚或未孕的年轻妇女，常于婚后或分娩后自行消失。由于生殖器官器质性病变所引起的痛经称为继发性痛经，常见于子宫内膜异位症、急慢性盆腔炎、肿瘤、子宫颈狭窄及阻塞等。本病常与生殖器官局部病变，精神因素，神经、内分泌因素有关。

病因病机

　　痛经多由情志不调，肝气郁结，血行受阻，或经期受寒饮冷，坐卧湿地，冒雨涉水，寒湿之邪客于胞宫，气血运行不畅所致；或由脾胃素虚，或大病久病，气血虚弱，或禀赋素虚，肝肾不足，精血亏虚，加之行经之后精血更虚，胞脉失养而引起痛经。

治疗

○ 处方

取穴：三阴交、足三里、关元、肾俞、次髎。

注射药物：可选用自血、复方当归注射液、红花注射液、维生素 B_{12} 注射液等。

三阴交：在小腿内侧，内踝尖上 3 寸，胫骨内侧缘后际（图 12-1）。

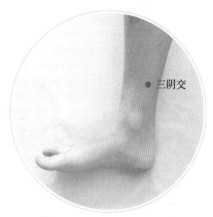

图12-1 三阴交的体表定位

足三里：在小腿外侧，犊鼻下 3 寸，胫骨前肌外一横指（中指）处，犊鼻与解溪连线上（图 12-2）。

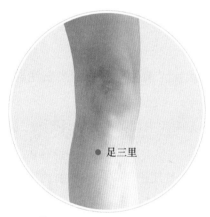

图12-2 足三里的体表定位

关元：在下腹部，脐中下 3 寸，前正中线上（图 12-3）。

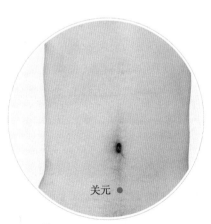

图12-3 关元的体表定位

肾俞：在脊柱区，第2腰椎棘突下，后正中线旁开1.5寸（图12-4）。

次髎：在骶区，正对第2骶后孔中（图12-4）。

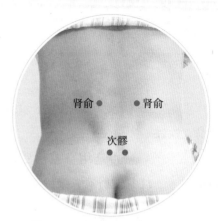

肾俞　　●肾俞

次髎

图 12-4　肾俞、次髎的体表定位

⊙ 操作

注射药量：

（1）选用自血：选取患者本人的肘静脉，常规消毒后用5ml一次性无菌注射器抽取静脉血3ml。

（2）选用复方当归注射液：用5ml一次性无菌注射器抽取当归注射液2ml，维生素 B_{12} 0.5mg（1ml）。

（3）选用红花注射液：用5ml一次性无菌注射器抽取红花注射液2ml，维生素 B_{12} 0.5mg（1ml）。

每次选择2~3个穴位进行注射，穴位可交替使用，各穴的注射药量据其具体部位的不同有所差异，每穴每次建议药量为0.5~1.0ml。

进针操作：以上穴位均直刺。

注射方法：穴位皮肤常规消毒后，左手固定穴位周围皮肤，右手持针快速进针至一定深度，稍作提插得气后，经回抽无血，采用柔和慢注法将注射液注入。

频率及疗程：在月经来潮前1~3日进行治疗，每日1次，连续治疗3个月经周期为1个疗程。

妊娠呕吐

概述

妊娠早期，反复出现严重的恶心呕吐，头晕厌食，甚则食入即吐，影响孕妇健康者，称为妊娠呕吐，这是妊娠早期最常见的疾患。如妊娠早期仅见轻微恶心，择食嗜酸，头晕倦怠，或晨起偶有呕吐痰涎者，为早孕反应，不属病态，无须治疗，3 个月后自行缓解。由于孕妇反复呕吐，食入即吐，不能自止，如不及时治疗，可使孕妇迅速消瘦，而诱发他病，甚至影响胎儿的发育。如治疗得当，患者预后大多良好。

病因病机

中医认为本病常见原因为脾胃虚弱和肝胃不和，并可继发气阴两虚重症。其病机主要是是"冲气上逆，胃失和降"。

治疗

处方

主穴：内关、足三里。

注射药物：可选用维生素 B_1 注射液、维生素 B_6 注射液等。

内关：在前臂前区，腕掌侧远端横纹上 2 寸，掌长肌腱与桡侧腕屈肌腱之间（图 12-5）。

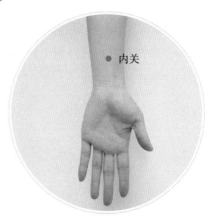

● 内关

图 12-5 内关的体表定位

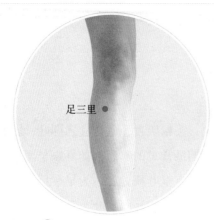

足三里：在小腿外侧，犊鼻下 3 寸，胫骨前肌外一横指（中指）处，犊鼻与解溪连线上（图 12-6）。

图 12-6　足三里的体表定位

操作

注射药量：

（1）选用维生素 B_1：用 2.5ml 一次性无菌注射器抽取维生素 B_1 注射液 100mg（2ml）。

（2）选用维生素 B_6：用 2.5ml 一次性无菌注射器抽取维生素 B_6 注射液 100mg（2ml）。

内关与足三里交替使用，每穴每次药量为 1ml。

进针操作：内关、足三里均直刺。

注射方法：穴位皮肤常规消毒后，左手固定穴位周围皮肤，右手持针快速进针至一定深度，稍作提插得气后，经回抽无血，采用柔和慢注法将药液注入。

频率及疗程：每日注射 1 次，连续 3 天为 1 个疗程。

小儿腹泻

概述

小儿腹泻是以小儿大便次数增多，粪质稀薄或如水样为特征的一种小儿常见病。本病一年四季均可发生，以夏秋季节发病率为高。2岁以下小儿发病率高，轻者治疗得当，预后良好；重者下泄过度，易致气阴两伤，甚至阴竭阳脱；久泄迁延不愈者，则易转为"疳证""五迟""五软"等缠绵难愈的病证。

病因病机

小儿腹泻发生的原因，以感受外邪、伤于饮食、脾胃虚弱为多见。其主要病位在脾胃。因胃主受纳腐熟水谷，脾主运化水湿和水谷精微，若脾胃受病，则饮食入胃后，水谷不化，精微不布，清浊不分，并走大肠而致腹泻。

治疗

处方

取穴：足三里。

注射药物：可选用山莨菪碱、苦木注射液等。

足三里：在小腿外侧，犊鼻下3寸，胫骨前肌外一横指（中指）处，犊鼻与解溪连线上（图12-7）。

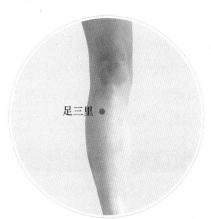

足三里

图12-7 足三里的体表定位

⊗ 操作

注射药量：

（1）选用山莨菪碱注射液：用 2.5ml 一次性无菌注射器抽取山莨菪碱注射液 0.1~0.2mg/（kg·天）（具体依据小儿体重及药品说明书用量使用）。

（2）选用苦木注射液：用 2.5ml 一次性无菌注射器抽取苦木注射液 1ml。

每穴每次建议药量为 0.5~1ml，穴位双侧交替使用。

进针角度：直刺。

注射方法：穴位皮肤常规消毒后，左手固定穴位周围皮肤，右手持针进针至一定深度，稍作提插得气后，经回抽无血，采用柔和慢注法将药液注入。

频率及疗程：每日 1 次，1~3 天为 1 个疗程。

脑 瘫

⊙概⊙述

小儿脑性瘫痪简称小儿脑瘫，是指由于不同原因引起的非进行性中枢性运动功能障碍，可伴有智力低下、惊厥、听觉与视觉障碍及学习困难等，是多种原因引起脑损伤的后遗症。本病属于中医儿科的"五软""五迟""胎弱""胎怯"等范畴。中医认为脑为元神之府，脑髓不充，神失其聪，导致智力低下，反应迟钝，语言不清，咀嚼无力，时流涎水，四肢无力，手软不能握持，足软不能站立。

⊙病⊙因⊙病⊙机

中医认为本病主要因先天不足，或后天失养，或病后失调，致使精血不足，脑髓失充，五脏六腑、筋骨肌肉、四肢百骸失养，形成亏损之证；或感受热毒，损伤脑络，后期耗伤气阴，脑髓及四肢百骸、筋肉失养，导致本病。

治疗

○ 处方

取穴：大椎、风池、肾俞、足三里、阳陵泉、悬钟。

注射药物：可选用鼠神经生长因子、单唾液酸四己糖神经节苷脂钠注射液、黄芪注射液等。

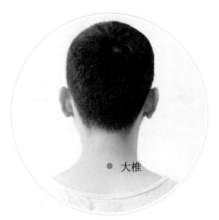

图 12-8　大椎的体表定位

大椎：在脊柱区，第 7 颈椎棘突下凹陷中，后正中线上（图 12-8）。

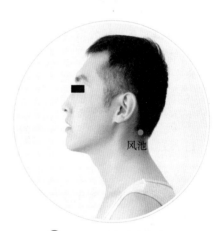

图 12-9　风池的体表定位

风池：在颈后区，枕骨之下，胸锁乳突肌上端与斜方肌上端之间的凹陷中（图 12-9）。

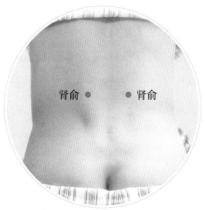

图 12-10　肾俞的体表定位

肾俞：在脊柱区，第 2 腰椎棘突下，后正中线旁开 1.5 寸（图 12-10）。

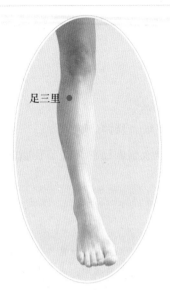

图 12-11　足三里的体表定位

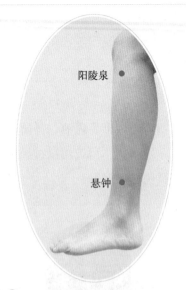

图 12-12　阳陵泉、悬钟的体表定位

足三里：在小腿外侧，犊鼻下 3 寸，胫骨前肌外一横指（中指）处，犊鼻与解溪连线上（图 12-11）。

阳陵泉：在小腿外侧，腓骨头前下方凹陷中（图 12-12）。

悬钟：在小腿外侧，外踝尖上 3 寸，腓骨前缘（图 12-12）。

操作

注射药量：

（1）选用鼠神经生长因子：按药品说明书计量使用，临用前用 2ml 氯化钠注射液（或灭菌注射用水）溶解，用 5ml 一次性无菌注射器抽尽药液。

（1）选用黄芪注射液：用 5ml 一次性无菌注射器抽取黄芪注射液 2ml。

（3）选用单唾液酸四己糖神经节苷脂钠注射液：用 5ml 一次性无菌注射器抽取单唾液酸四己糖神经节苷脂钠注射液 2ml。

每次选择 3~5 个穴位进行注射，穴位可交替使用，穴位每次建议药量为 0.5~1ml，皮肉浅薄处药量宜少，皮肉丰厚处可稍多。

进针操作：风池进针时，针尖略斜向下，向鼻尖方向刺入；大椎向上斜刺；其他穴位直刺。

注射方法：穴位皮肤常规消毒后，左手固定穴位周围皮肤，右手持针进针至一定深度，稍作提插得气后，经回抽无血，采用柔和慢注法将药液注入。

频率及疗程：隔日 1 次，10 次为 1 个疗程，休息 7 天后进行下一疗程，一般 4~6 个疗程为 1 个治疗周期。

小儿遗尿

概述

年满 5 周岁以上，具有正常排尿功能的小儿，在睡眠中小便不能自行控制，称遗尿。偶因疲劳或饮水过多而遗尿者，不作病态论。西医学认为单纯的遗尿是患儿缺乏规律排尿训练而致控制排尿功能不成熟所致，临床可分为持续型和再发型。前者指从未建立起自觉排尿；后者指患儿已不再遗尿，而间隔一段时间（至少 6 个月）后又出现遗尿，多由精神因素诱发。另外，泌尿系统病变、感染、隐性脊柱裂也可导致遗尿。

病因病机

本病多由禀赋不足、病后体弱，导致肾气不足，下元虚冷，膀胱约束无力；或病后脾肺气虚，水道制约无权而发生遗尿。病变部位主要在肾，病变性质以虚证为主。

治疗

处方

取穴：肾俞、膀胱俞、中极、足三里、三阴交。

注射药物：可选用黄芪注射液、维生素 B$_1$ 注射液。

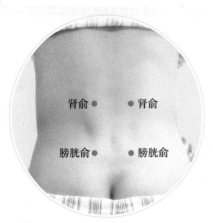

图12-13　肾俞、膀胱俞的体表定位

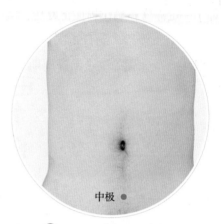

图12-14　中极的体表定位

肾俞：在脊柱区，第2腰椎棘突下，后正中线旁开1.5寸（图12-13）。

膀胱俞：在骶区，横平第2骶后孔，骶正中嵴旁开1.5寸（图12-13）。

中极：在下腹部，脐中下4寸，前正中线上（图12-14）。

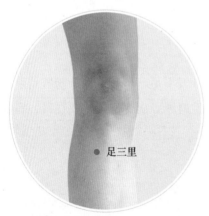

图12-15　足三里的体表定位

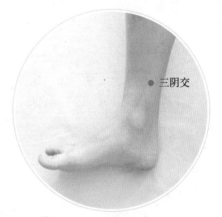

图12-16　三阴交的体表定位

足三里：在小腿外侧，犊鼻下3寸，胫骨前肌外一横指（中指）处，犊鼻与解溪连线上（图12-15）。

三阴交：在小腿内侧，内踝尖上3寸，胫骨内侧缘后际（图12-16）。

◉ 操作

注射药量：

（1）选用黄芪注射液：用 2.5ml 一次性无菌注射器抽取黄芪注射液 2ml。

（2）选用维生素 B_1 注射液：用 2.5ml 一次性无菌注射器抽取维生素 B_1 注射液 100mg（2ml）。

进针操作：以上穴位均直刺。考虑小儿年龄小，可酌情掌握进针深度（约 0.5cm~1cm）。

注射方法：注射前嘱患儿排尿，选择适宜体位以便取穴。穴位皮肤常规消毒后，左手固定穴位周围皮肤，右手持针进针至一定深度，稍作提插得气后，经回抽无血，采用柔和慢注法将药液注入。

频率及疗程：隔日 1 次，3 次为 1 个疗程，一般 2~3 个疗程为 1 个治疗周期。

第十三章

五官科病证

耳鸣耳聋

概述

耳鸣耳聋都是听觉异常的症状。耳鸣是指患者自觉耳内鸣响，如闻蝉声，或如潮声，或细或暴，妨碍听觉。耳聋是指不同程度的听力减退，轻微的又称重听，重者全然不闻外声则为耳聋。耳鸣耳聋两者在症状上虽然不同，但常同时存在，耳聋往往由耳鸣发展而来。在西医学中可见于多种疾病，如高血压、脑动脉硬化、颈椎病等，而耳科疾病中以神经性耳鸣、耳聋最为多见。

病因病机

耳鸣耳聋的发病机制基本一致。实证常因外感风热或内伤情志、饮食，致痰湿内生，气郁化火，循经上扰、蒙蔽耳窍所致；虚证多由久病体虚、气血不足，劳倦纵欲、肾精亏耗，精血不能上承，耳窍失养所致。

治疗

处方

选穴：耳门、听宫、听会、翳风、完骨。

注射药物：可选用鼠神经生长因子、甲钴胺注射液、2% 利多卡因注射液。

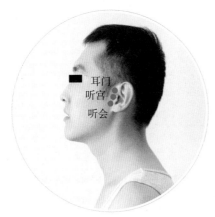

图 13-1　耳门至听会的体表定位

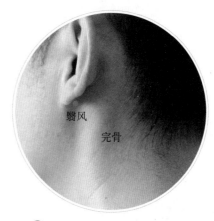

图 13-2　翳风、完骨的体表定位

耳门：在耳区，耳屏上切迹与下颌骨髁突之间的凹陷中（图 13-1）。

听宫：在面部，耳屏正中与下颌骨髁突之间的凹陷中（图 13-1）。

听会：在面部，耳屏间切迹与下颌骨髁突之间的凹陷中（图 13-1）。

翳风：在颈部，耳垂后方，乳突下端前方凹陷中（图 13-2）。

完骨：在头部，耳后乳突后下方凹陷中（图 13-2）。

操作

注射药量：

（1）选用鼠神经生长因子：用 1ml 注射用水将鼠神经生长因子 2000AU 溶解，用 2ml 一次性无菌注射器吸尽药液。

（2）选用甲钴胺注射液：用 5ml 一次性无菌注射器（配 5 号针头）吸入甲钴胺注射液 1ml（500ug）、2% 的利多卡因注射液 1ml，混合摇匀。

每次选择患侧 2~3 个穴位注射，每穴每次建议药量为 0.5~1ml。

进针操作：耳门、听会、听宫张口取穴直刺；翳风、完骨直刺。

注射方法：患者取仰卧位，穴位皮肤常规消毒后，左手固定穴位周围皮肤，右手持针进针至一定深度，患者感觉酸胀向耳内放射，经回抽无血后，采用柔和慢注入法注入药液。

频率及疗程：隔日 1 次，5 次为 1 个疗程。

过敏性鼻炎

概述

过敏性鼻炎又名"变态反应性鼻炎"，是由多种特异性致敏原引起的鼻黏膜变态性疾病。本病呈发作性鼻痒、流鼻涕、打喷嚏，可有其他变态反应性疾病病史。本病属中医学的"鼻鼽"范畴。

病因病机

中医认为本病的病因主要为肺、脾、肾虚损。肺气虚，表卫不固，腠理疏松，风寒乘虚而入，犯及鼻窍，邪正相搏，肺气不得通调，津液停聚，鼻窍壅塞，遂致喷嚏、流清涕。

治疗

处方

选穴：印堂、迎香、风池、曲池、足三里。

注射药物：可选用曲安奈德注射液、黄芪注射液、维生素 B_{12} 注射液、利多卡因注射液。

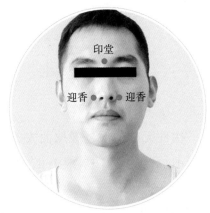

图 13-3　印堂、迎香的体表定位

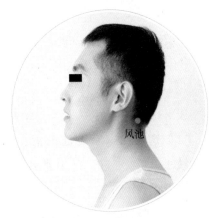

图 13-4　风池的体表定位

印堂：在头部，两眉毛内侧端中间的凹陷中（图 13-3）。

迎香：在面部，鼻翼外缘中点旁，鼻唇沟中（图 13-3）。

风池：在颈后区，枕骨之下，胸锁乳突肌上端与斜方肌上端之间的凹陷中（图 13-4）。

曲池：在肘区，尺泽与肱骨外上髁连线的中点处（图 13-5）。

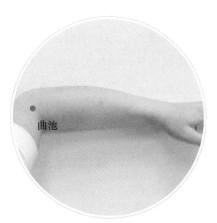

图 13-5　曲池的体表定位

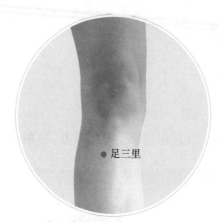

● 足三里

足三里：在小腿外侧，犊鼻下3
寸，胫骨前肌外一横指（中指）处，
犊鼻与解溪连线上（图13-6）。

图 13-6　足三里的体表定位

⊛ 操作

注射药量：

（1）选用曲安奈德注射液：用5ml一次性无菌注射器吸取曲安奈德注射液1ml（40mg），维生素 B_{12} 注射液1ml，利多卡因注射液1ml，混合摇匀。

（2）选用黄芪注射液：用5ml一次性无菌注射器吸取黄芪注射液4ml。

曲安奈德注射液用于印堂、迎香、风池，每穴每次0.5ml；黄芪注射液用于曲池、足三里，每穴每次1~2ml，左右穴位交替使用。

进针操作：印堂平刺，提捏进针；迎香略向内上方斜刺；风池进针时，针尖略斜向下，向鼻尖方向刺入；曲池、足三里直刺。

注射方法：穴位皮肤常规消毒后，左手固定穴位周围皮肤，右手持针进针至一定深度，稍作提插得气后，经回抽无血采用柔和慢注法注入，注射药液较多时，可采用退针匀注法。

频率及疗程：隔日1次，7天为1个疗程。

第十四章

皮肤科病证

慢性荨麻疹

概述

慢性荨麻疹是一种皮肤黏膜小血管扩张及渗透性增强而引起的局限性、一过性水肿反应，以皮肤突起风团、剧痒为主要特征。一般无明显全身症状，风团时多时少，有的可有规律，如晨起或晚间加重，有的则无规律性，病情缠绵，反复发作，常多年不愈。本病属于中医学"风瘙瘾疹"的范畴。

病因病机

本病内因禀赋不足，外因风邪为患，多由情志不遂，肝郁不舒，郁久化火，耗伤阴血；或脾气虚弱，湿热虫积；或冲任失调，经血过多；或久病耗伤气血等，致营血不足，生风生燥，肌肤失养而成。

治疗

🌀 处方

选穴：肺俞、曲池、血海、足三里。

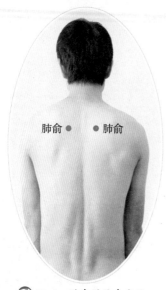

肺俞 ●   ● 肺俞

图 14-1 肺俞的体表定位

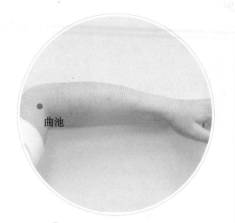

曲池

图 14-2 曲池的体表定位

曲池：在肘区，尺泽与肱骨外上髁连线的中点处（图 14-2）。

肺俞：在脊柱区，第 3 胸椎棘突下，后正中线旁开 1.5 寸（图 14-1）。

血海：在股前区，髌底内侧端上 2 寸，股内侧肌隆起处（图 14-3）。

足三里：在小腿外侧，犊鼻下 3 寸，胫骨前肌外一横指（中指）处，犊鼻与解溪连线上（图 14-3）。

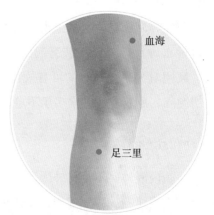

血海

足三里

图 14-3 血海、足三里的体表定位

注射药物：可选用自血、卡介菌多糖核酸注射液、维生素 B_{12} 注射液、维生素 B_1 注射液等。

操作

注射药量：

（1）选用自血：用 10ml 一次性无菌注射器抽取静脉血 5ml、维生素 B_{12} 1ml（1mg）、维生素 B_1 2ml（100mg）。

（2）选用卡介菌多糖核酸注射液：用 2ml 一次性无菌注射器吸入卡介菌多糖核酸注射液 1ml。

每次选择 2~3 个穴位，穴位可交替使用，每穴每次建议药量为 0.5~2ml，皮肉浅薄处药量宜少，皮肉丰厚处可稍多。

进针操作：肺俞向脊柱方向斜刺；其他穴位直刺。

注射方法：穴位皮肤常规消毒后，左手固定穴位周围皮肤，右手持针快速进针至一定深度，稍作提插得气后，经回抽无血采用柔和慢注法注入。

频率及疗程：3 天 1 次，10 次为 1 个疗程。

带状疱疹后遗神经痛

概 述

带状疱疹是由水痘－带状疱疹病毒引起的急性疱疹性皮肤病，中医称之为"蛇串疮""蜘蛛疮""缠腰火丹"等。带状疱疹后遗神经痛是指急性带状疱疹患者疱疹消退后其受累区皮肤出现疼痛或持续性疼痛，是带状疱疹常见的并发症。9%~13% 的带状疱疹患者可发生后遗神经痛，其危险性随年龄增大而增加，60 岁以上者约 50% 有此后遗症。其疼痛表现为局部阵发性或持续性的灼痛、刺痛、跳痛、刀割痛等，属于较剧烈的顽固性疼痛，轻轻触摸即可以产生难以忍受的剧烈疼痛，且疼痛剧烈，持续时间久，临床治疗困难，严重影响生活质量。

病 因 病 机

本病多由感受风火或湿毒之邪引起，与情志、饮食、起居失调等因素有关。情志不遂则肝气郁结、郁而化热；饮食不节则脾失健运、湿浊内停；或起居不慎，卫外功能失调，使风火、湿毒之邪郁于肝胆。肝火脾湿郁于内，毒邪乘虚侵于外，经络瘀阻于腰腹之间，气血凝滞于肌肤之表而发为本病。

治疗

处方

选穴：夹脊穴、阿是穴。

注射药物：可选用甲钴胺注射液、神经节苷脂钠注射液。

操作

注射药量：

（1）选用甲钴胺注射液：用5ml一次性无菌注射液吸入甲钴胺注射液2ml。

（2）选用神经节苷脂钠注射液：用5ml一次性无菌注射器抽取神经节苷脂注射液2ml（含单唾液酸四己糖神经节苷脂钠40mg）。

先确定支配痛区的神经节段，然后根据病变相应神经节段及上下各一节段选取病侧夹脊穴2~4个，也可选择1~2个阿是穴，每穴每次建议药量为0.5~1ml。

进针操作：夹脊穴直刺进针。

注射方法：患者取俯卧位，穴位皮肤常规消毒后，左手固定穴位周围皮肤，右手持针快速进针至一定深度，稍作提插得气后，经回抽无血采用柔和慢注法注入药液。

频率及疗程：隔日1次，5次为1个疗程。

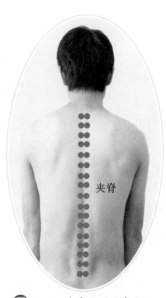

夹脊

图 14-4　夹脊穴的体表定位

夹脊穴：在脊柱区，第1胸椎至第5腰椎棘突下，后正中线旁开0.5寸，一侧17穴（图14-4）。

痤 疮

概述

痤疮又称"粉刺""青春痘"，是青春期男女常见的一种毛囊及皮脂腺的慢性炎症，是皮肤科常见病、多发病。痤疮好发于颜面、胸背，可形成黑头粉刺、丘疹、脓包、结节、囊肿等损害，常伴有皮脂溢出。青春期以后，大多自然愈合或减轻。初起为粉刺，在发展过程中可演变为炎性丘疹、脓包、结节、囊肿、瘢痕等。

病因病机

本病多由青春期生机旺盛，先天禀赋的原因，使肺经血热郁于肌肤，熏蒸面部而发为疮疹；或冲任不调，肌肤疏泄失畅而致；或恣食膏粱厚味、辛辣之品，使脾胃运化失常，湿热内生，蕴于肠胃，不能下达，上蒸头面、胸背而成。

治疗

○ 处方

选穴：大椎、合谷、曲池、三阴交、足三里、丰隆。

注射药物：可选用自血、丹参注射液、2% 利多卡因注射液。

大椎：在脊柱区，第 7 颈椎棘突下凹陷中，后正中线上（图 14-5）。

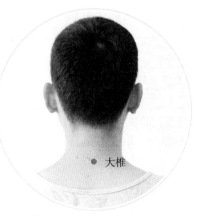

● 大椎

图 14-5 大椎的体表定位

合谷：在手背，第2掌骨桡侧的中点处（图14-6）。

曲池：在肘区，尺泽与肱骨外上髁连线的中点处（图14-6）。

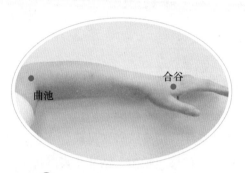

图14-6　曲池、合谷的体表定位

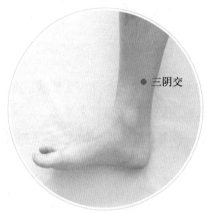

图14-7　三阴交的体表定位

三阴交：在小腿内侧，内踝尖上3寸，胫骨内侧缘后际（图14-7）。

足三里：在小腿外侧，犊鼻下3寸，胫骨前肌外一横指(中指)处，犊鼻与解溪连线上（图14-8）。

丰隆：在小腿外侧，外踝尖上8寸，胫骨前肌外缘；条口外侧一横指处（图14-8）。

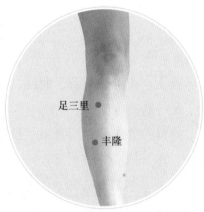

图14-8　足三里、丰隆的体表定位

◉ 操作

注射药量：

（1）选用自血：用 5ml 一次性无菌注射器抽取肘静脉血 4ml。

（2）选用丹参注射液：用 5m 一次性无菌注射器吸入丹参注射液 4ml、2% 利多卡因注射液 1ml，混合摇匀。

每次选择 2~3 个穴位进行注射，每穴每次建议药量为 0.5~1ml，皮肉浅薄处药量宜少，皮肉丰厚处可稍多。

进针操作：大椎向上斜刺，其他穴位直刺。

注射方法：患者取坐位或仰卧位，穴位皮肤常规消毒后，左手固定穴位周围皮肤，右手持针快速进针至一定深度，稍作提插得气后，经回抽无血注入，采用柔和慢注法将药液注入。

频率及疗程：1 周 2 次，10 次为 1 个疗程。

湿　疹

㊣述

湿疹又称"湿疮"，是由多种内、外因素引起的一种具有明显渗出倾向的浅层真皮和表皮炎症。湿疹的发病特点是皮肤瘙痒渗出，浸淫全身。初起如小疖、瘙痒无时，抓痕渗出，皮损呈多形性改变，往往对称分布，自觉剧痒，治疗后容易减轻，但常复发。皮损边界不清，好发于面、肘窝、腋窝、外耳、肛周、阴囊处。

㊣因病机

本病多因禀赋不足，风湿热邪客于肌肤而成。湿邪是主要病因，涉及脏腑主要在脾。

治疗

处方

选穴：曲池、血海、足三里、脾俞、膈俞。

注射药物：可选用自血、醋酸曲安奈德注射液、复方丹参注射液、2%

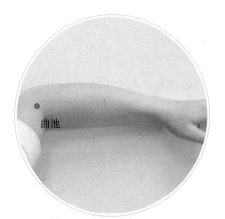

图14-9　曲池的体表定位

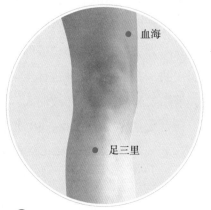

图14-10　血海、足三里的体表定位

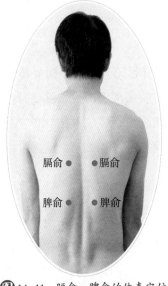

图14-11　膈俞、脾俞的体表定位

曲池：在肘区，尺泽与肱骨外上髁连线的中点处（图14-9）。

血海：在股前区，髌底内侧端上2寸，股内侧肌隆起处（图14-10）。

足三里：在小腿外侧，犊鼻下3寸，胫骨前肌外一横指（中指）处，犊鼻与解溪连线上（图14-10）。

脾俞：在脊柱区，第11腰椎棘突下，后正中线旁开1.5寸（图14-11）。

膈俞：在脊柱区，第7胸椎棘突下，后正中线旁开1.5寸（图14-11）。

利多卡因注射液等。

◎ 操作

注射药量：

（1）选用自血：用 5ml 一次性无菌注射器抽取肘静脉血 4ml。

（2）选用醋酸曲安奈德注射液：用 5ml 一次性无菌注射器吸入醋酸曲安奈德注射液 2ml，2% 利多卡因注射液 1ml，混合摇匀。

（3）选用复方丹参注射液：用 5ml 一次性无菌注射器抽取复方丹参注射液 4ml。

每次选择 2~3 个穴位进行注射，穴位可交替使用，每穴每次建议药量为 0.5~1ml，皮肉浅薄处药量宜少，皮肉丰厚处可稍多。

进针操作：曲池、血海、足三里直刺，脾俞、膈俞向脊柱方向斜刺。

注射方法：依据注射穴位，患者可取仰卧位或俯卧位，穴位皮肤常规消毒后，左手固定穴位周围皮肤，右手持针快速进针至一定深度，稍作提插得气后，经回抽无血注入药液，注射时采用柔和慢注法。

频率及疗程：隔日 1 次，10 次为 1 个疗程。